JINGBIAN SHENJING WAIKE JIBING
LINCHUANG ZHENLIAOXUE

精编神经外科疾病临床诊疗学

杨 涛 主编

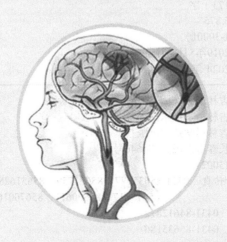

吉林科学技术出版社

图书在版编目（CIP）数据

精编神经外科疾病临床诊疗学 / 杨涛主编. —— 长春: 吉林科学技术出版社, 2018.6（2024.10重印）
ISBN 978-7-5578-4642-8

Ⅰ. ①精… Ⅱ. ①杨… Ⅲ. ①神经外科学—诊疗 Ⅳ. ①R651

中国版本图书馆CIP数据核字(2018)第140257号

精编神经外科疾病临床诊疗学

出 版 人　李　梁
责任编辑　孟　波　孙　默
装帧设计　李　梅
开　　本　787mm×1092mm　1/32
字　　数　173千字
印　　张　5.875
印　　数　1-3000册
版　　次　2019年5月第1版
印　　次　2024 年 10 月第 3 次印刷

出　　版　吉林出版集团
　　　　　吉林科学技术出版社
发　　行　吉林科学技术出版社
地　　址　长春市人民大街4646号
邮　　编　130021
发行部电话/传真　0431-85635177　85651759　85651628
　　　　　　　　　85677817　85600611　85670016
储运部电话　0431-84612872
编辑部电话　0431-85635186
网　　址　www.jlstp.net
印　　刷　三河市天润建兴印务有限公司

书　　号　ISBN 978-7-5578-4642-8
定　　价　58.00元

前　言

进入 21 世纪以来，神经外科学无论是临床与基础研究还是新技术的推广应用，都有了迅速的发展和变革。我国的神经外科学工作者应抓住机遇，把握学科的发展机遇，重视全面拓展充实业务范围，把基础的知识和研究成果转化为临床新的诊断手段和治疗方法。

本书重点介绍了脑血管疾病、颅脑肿瘤及神经外科介入治疗方面的内容。在编写时，特别注重对理论基础的阐述和对临床实践的指导，并结合国内外最新发展动态，内容翔实、简洁明了。所述及的内容清楚、透彻，易读易懂。希望能给广大的神经外科医护工作者带来帮助。

由于本书篇幅有限，难以将所有疾病全部列入。虽然在编写过程中各位编者精益求精，对稿件进行了多次认真的修改，但由于编写经验不足，加之时间有限，书中难免存在遗漏或不足之处，敬请广大读者提出宝贵的修改建议，以期再版时修正完善。

目　　录

第一章　神经外科疾病诊治基本原则

第一节　神经外科疾病诊断程序

神经外科疾病包括颅脑、脊髓和周围神经的损伤、感染、肿瘤、畸形、血管性疾病、其他(如需要外科治疗的功能性疾病等)六大类。临床表现总体上可归为共性和局灶性症状,前者有颅内高压、脑膜刺激征和脑与脊髓压迫征等,后者包括神经功能改变或缺失、癫痫等。但由于神经系统解剖和病理生理的复杂性,同病不同症,同症不同病的状况常见,准确诊断是疾病正确治疗的前提。只有明确了病变的部位、性质和原因,才能有的放矢地进行治疗,需要手术治疗者,也方能选择恰当的手术入路。切不能以症为病,轻易随症施治。

神经系统疾病的诊断要遵循一定的步骤:首先需询问、搜集病史,再行有重点的神经系统体格检查,理清患者的症状、体征和病程演变过程。继而"顺藤摸瓜",进行定向、定位和定性 3 个方面的诊断分析:①定向诊断:判定患者是否为神经系统疾患? 是不是神经外科疾病?②若属于神经外科范畴,则推导其症状、体征与神经系统解剖、生理有何关联? 为神经系统哪个部位病变? 即定位诊断;③分析病变是否存在前述共性症状和(或)局灶性症状? 病灶考虑系统性病变还是弥散性抑或是局灶性病变? 并结合辅助检查判断病变的可能性质,即定性诊断。

采集全面、详细、准确的病史资料是神经系统疾病诊断的第一步,其可靠性直接影响医师对疾病的判断。问诊时应以患者的主要病痛（主诉）作为线索，按各症状发生的时间顺序加以记录。例如症状何时开始，有无明确诱因？为阵发性还是持续性？逐渐加重抑或时有好转？何种情况下得以缓解，缓解程度如何？什么情况下会发作或加重？该主诉症状发展（发作）到高峰时有无其他伴发症状？何时何地做过何种治疗？这些治疗对病程有何种影响等。细致的病史采集可以获得更多的病情，对于临床分析助益良多。以颅脑损伤后出现局限性癫痫者为例：若右手先开始抽动，稍后才右下肢抽动，最后达到或未达到全身抽搐。均提示损伤部位在左侧大脑半球中央前回中下部，若先有右手感觉异常发作而后才有抽搐，则病灶可能在左半球中央后回中下部。又如一例因"幕下占位"入院的儿童，若主诉先为一段时间的共济失调症状，继而出现颅内压增高及脑干损害体征，表示病变自小脑向前生长，多考虑系小脑病变，如髓母细胞瘤等；反之，如先出现脑桥神经核症状（眩晕，眼震，面瘫及外展麻痹等），之后出现四脑室阻塞症状及共济运动障碍，则表示病变起自脑干，向小脑方面发展。

神经系统疾病的诊断的第二步是对患者进行包括神经系统检查在内的、有重点的体格检查。实际临床工作中，对所有患者均进行详尽的、包罗各项神经系统功能的全面检查是不现实的，实际上也没有这个必要。十分详细的专科检查只在当对患者可能存在某种神经系统疾病存有疑问时，才根据需要有选择地进行。但是，重点而全面的神经系统检查是医师获取病变信息的基本手段，也是定位诊断必不可少的环节。所以无论患者患有神经系统哪个部位的和何种性质的疾病，都需要对患者中枢和周围神经系统有一个全面的了解，即进行所谓"常规的神经系统检查"。

常规的（或者说最低限度的）神经系统检查应包括如下项目：①一般观察：包括患者的意识、言语等高级智能活动情况，步态有无共济失调或偏瘫等；②脑神经检查，重点应检查瞳孔等眼征；③运动功能检查，包括四肢肌力、肌张力，共济和协调运动，指鼻试验，跟-膝-胫试验，轮替动作和反击征等；④神经反射检查：深浅反射检查应包括上肢肱二、三头肌腱反射，桡腕反射，腹壁反射，下肢跟、膝腱反射，足底反射等。病理反射检查包括 Hoffmann 征，Babinski 征等；⑤感觉功能检查时可对比身体两侧的痛、触觉，音叉振动觉与关节肌肉觉；⑥脑膜刺激征：即检查项部有无强直或阻抗，有无 Kerning 征等。

神经系统疾病的诊断的第三步是：结合研究实验室、影像学、神经生理、脑功能辅助性检查资料，最后确定病灶定位和定性诊断，根据可能性大小排序。需要指出的是：在神经影像学、神经电生理学等学科高度发展的今天，辅助检查确实为临床医生确定或排除疾病诊断提供了许多有益的帮助，但须知道：实验室检查和辅助检查和体格检查的关系是"一鸟两翼"的关系。认真细致的问诊和查体，以及缜密的临床诊断思维。加强临床观察、及时捕捉病情变化，继而做出合理的判断是神经外科医师的基本功，无论何时何地、检查手段如何先进，"辅助"检查的选择终究是临床医师诊断思维的体现，下大包围、撒大网检查绝对不利于医师临床思维的提高，过度依赖某些价格比较昂贵或有创伤性的特殊检查，无形之中也加重了患者的经济负担、痛苦和风险性。

掌握正确神经系统疾病的诊断程序是神经科医师的基本功。而熟练掌握、解释和鉴别各种神经体征的解剖定位和临床意义则需要反复的临床实践，不断积累。因此，对于收治的或者参与手术的患者，医师不能简单依赖护理观察记录或者汇报。神经外科疾病患者病情时常瞬息改变，"时间就是大脑"，及时观察、对比不同时段的症状和体征改变对于及时诊断和鉴别诊断都相当重要。例如，在观测蝶鞍区病变患者的视野变化时，如先发现双颞侧上象限盲，而后变为双颞侧偏盲，提示病变由视交叉之下方向上生长，鞍内肿瘤的可能性大。反之，如先观察到双颞侧之下象限盲，而后变为双颞侧偏盲，则表示病变自上而下生长，应考虑鞍上病变、三脑室附近病变如颅咽管瘤等，而鞍内肿瘤的可能较小。再如：对于颅内肿瘤患者，起始症状多提示病灶的原发部位，后来的症状则说明病变扩展的方向。这些均容易理解和掌握，但实际上，除肿瘤本身引起的局部病灶性症状外，往往还有一些因脑组织移位和血液循环障碍所产生的远距离症状（远隔症状），即所谓假性定位征。这些就需要仔细分析加上经验的积累，方能练就一双"火眼金睛"。

总之，神经外科疾病的临床表现纵有千姿百态，但若能从疾病本质认识入手，广开思路，既抓住其共性，又重视个体易变性，通过综合分析、逻辑思维，自然会达到全面而精确的诊断目的。当然，诊治时更不能忽视治疗上的"整体观"：即患者是个完整个体，诊疗时，不仅要能正确诊治患者所患的神经外科专科疾病，也不能忽视患者全身各系统功能评估。手术前、后，给予各种必要的药物和支持性治疗措施，纠正患者生理、代谢及营养失调，减轻患者术后各种不良反应，这才是"以人为本"的科学诊疗观。

第二节　神经外科疾病定位定性诊断基础

神经外科临床诊治的首要问题是如何通过神经系统症状、体征对疾病做出正确的定位、定性诊断。神经功能与解剖结构有一定对应关系，脑和脊髓、脑神经、感觉系统、运动系统、反射系统等特定结构或部位的损害病变会导致相应的结构功能的变化，而临床表现通常是神经系统结构或部位受损的反映。通过特定的功能损害与解剖部位在空间上的对应关系和在时间上的演变过程，结合其他相关临床表现逆推病变侵害的部位和扩展的范围。因而，熟悉解剖生理及其相互联系，对解析神经外科疾病的症状体征尤为重要。为了便于分析，对神经系统临床症状体征进行总结归纳为临床综合征，熟悉这些综合征对定位诊断会有所帮助。限于篇幅，本节仅涉及临床常见的、基本的中枢神经系统损害定位表现和最基本的综合征，供读者参考，更为详细的内容请参看有关专著。

一、定位诊断

定位诊断即为解剖诊断，即要理清病变是位于中枢神经（脑和脊髓）还是周围神经；判断病变是在颅内，还是椎管内，是局限性还是弥漫性。对于颅内病变，应分析病变在脑膜内、外，还是脑实质。如在脑内更要进一步判定在灰质还是白质，病变侧别。是局限于某单一脑叶，还是波及多个脑叶，有无间脑、基底核或脑干受累的症状与体征。如考虑系颅底病变，应考虑定位于颅前窝、颅中窝还是颅后窝，或者跨界生长。幕下病变则要理清问题在小脑、中脑导水管、第四脑室、脑干还是寰枕区。椎管内病变则应行纵、横两方面定位，既要确定病灶的上界、下界，又要判定病变是在髓内、髓外，硬膜内、硬膜外。髓内病变还应准确推断所累及的结构与节段范围。

（一）大脑半球病变的定位诊断及相关综合征

总体上讲，大脑半球病变临床表现包括智能异常和行为异常两方面。

1.额叶病变　　可引起记忆障碍乃至不同程度痴呆。额叶前部病变表现为情感、智能、精神、行为和人格障碍；额叶后部（中央前回）刺激性症状为癫痫发作，破坏性病变可致对侧肢体运动障碍。若病变累及中央前回之前的运动皮质区，会造成对侧强握反射和摸索反射；额叶底面病变早期引起以呼吸间歇、血压升高等植物功能紊乱为主的刺激性症状，破坏性病变可致愤怒、木僵等精神障碍；扣带回前部病变会引起瞳孔扩大、脉搏徐缓、呼吸减慢等？运动性语言中枢位于额下回后部，病变表现为运动性失语；书写中枢位于额中回后部，病变表现为失写症；眼球凝视中枢位于额中回后部书写中枢之前，刺激性病变引起双眼向健侧同向凝视，破坏性病变引起向患侧同向凝视；排尿中枢位于额中回，受损表现为尿失禁。额叶病变损害严重时除可表现为痴呆外，还可影响基底核和小脑引起假性 Parkinson 氏病和假性小脑体征等。

2.颞叶病变 会出现人格改变,可同时伴有记忆障碍、颞叶癫痫发作,耳鸣、幻听等听觉障碍、象限盲、内脏感觉异常等。颞上回前部病变会导致乐感丧失,听话中枢位于颞上回后部,病变引起感觉性失语;颞中回和颞下回病变表现为对侧躯干性共济失调,深部病变还可合并同向上 1/4 象限视野缺损;颞横回刺激性病变表现为耳鸣和幻听,破坏性病变为听力减退和对声音的定位障碍;颞叶内侧病变表现为颞叶癫痫、钩回发作,破坏性病变表现为记忆障碍;颞叶广泛损害表现为人格、行为、情绪及意识的改变及复合性幻觉、幻视,逆行性遗忘等记忆障碍。

3.顶叶病变 顶叶前部(中央后回)刺激性症状可致对侧感觉异常和局限性感觉性癫痫,破坏性病变致对侧偏身感觉障碍。缘上回、角回连同颞叶的上部与语言功能有关,损害可致失语。顶上小叶病变导致复杂的皮质觉障碍:如实体觉,两点辨别觉和立体觉丧失。主侧顶下小叶角回病变致失用、失写、失读,计算不能,手指失认,左右侧认识不能。累及顶叶的病变还可导致偏身感觉障碍、肌肉萎缩和发育障碍。

4.枕叶病变 主要出现视觉障碍,因病变不同,可表现为视野缺损、象限盲和偏盲(可伴"黄斑回避")。视中枢受刺激时,可发生幻视,在病变累及邻近的颞顶叶时更为明显。双侧枕叶视皮质受损可致皮质盲,但瞳孔对光反射存在。或虽已失明但患者否认。

5.胼胝体病变 胼胝体膝部病变出现上肢失用,体部的前 1/3 病变表现为失语及面肌麻痹,中 1/3 病变表现为半身失用和(或)假性延髓性麻痹,胼胝体压部病变时出现下肢失用和(或)同向偏盲,胼胝体广泛损害时会出现嗜睡、淡漠、记忆障碍等。

6.半卵圆区(白质)病变 半卵圆中心指大脑皮层与基底核、内囊之间的大块白质纤维。前分病变会出现对侧肢体单瘫和运动性失语;中部病变多会出现远端重于近侧的对侧皮质感觉障碍;后部病变会出现对侧同向偏盲和听力障碍等。

7.边缘系统病变 可导致自主神经紊乱(如内脏功能障碍)、情绪改变、记忆障碍和本能行为(饮食、睡眠、性本能及躲避危险行为等)异常。若病变同时累及额叶、颞叶和边缘系统,会造成近事遗忘和虚构症。若病变累及颞叶、海马、钩回和杏仁核,会表现为情绪、食欲、性欲亢奋。

8.基底核区病变　　纹状体(豆状核和尾状核)病变时出现手足徐动症(舞蹈病)、静止性震颤。内囊前肢因有额桥束通过,病变时出现双侧额叶性共济失调;膝部因有皮质脑干束通过,病变时出现对侧中枢性面、舌瘫;后肢由前向后依次通过皮质脊髓束,丘脑皮质束,视放射和听辐射等结构,病变时分别引起对侧肢体偏瘫、对侧半身深浅感觉障碍、偏盲和听觉障碍。内囊病变对侧的偏身感觉缺损,偏瘫、偏盲合称内囊综合征。多见于高血压脑出血、壳核-内囊出血等。

(二)间脑病变的定位诊断

间脑可分为背侧丘脑(丘脑)、后丘脑、上丘脑、底丘脑和下丘脑五个部分。是仅次于端脑的中枢高级部位。

1.丘脑　　为皮层下感觉中枢,刺激性症状引起对侧半身丘脑痛,呈弥散性,多伴有痛觉过敏和痛觉过度,难以准确定位;破坏性症状为对侧半身深浅感觉障碍,深感觉障碍重于浅感觉,远端重于近端,还可引起对侧半身共济失调、舞蹈病、多功症和丘脑手等。

丘脑综合征包括:①病变对侧肢体轻瘫;②病变对侧半身感觉障碍(以深感觉为主);③病变对侧半身自发性疼痛;④同侧肢体共济运动失调;⑤病变同侧舞蹈样运动。多见于丘脑肿瘤,但完全典型者少见。当肿瘤向前内侧发展时精神障碍较明显;向下丘脑发展则内分泌障碍较为突出;向丘脑枕发展除出现病变对侧同向偏盲外,还因影响四叠体可能出现瞳孔不等大、眼球上视障碍、听力障碍等症状。

2.后丘脑　　病变累及外侧膝状体出现对侧同向偏盲,累及内侧膝状体出现听力减退;丘脑枕病变造成对侧同向注视麻痹和丘脑手。

3.上丘脑　　由松果体、后联合和缰三角组成,与生物昼夜节律调节有关。病变累及松果体出现性早熟及尿崩。

4.底丘脑　　是丘脑与中脑被盖之间的过渡区,病变累及丘脑底核致偏侧投掷症,表现为对侧上、下肢(通常上肢症状重于下肢)剧烈而持续的舞动或投掷动作。

5.下丘脑　与内脏和代谢活动有关,病变可引起水、电解质和渗透压调节,糖、脂与内分泌代谢,体温调节,觉醒和睡眠,自主神经功能紊乱以及感情、记忆、行为等障碍。

下丘脑网状结构损害会出现无语无动缄默症。颅脑损伤,三脑室肿瘤和丘脑肿瘤均可引起间脑癫痫,表现为自主神经系统发作症状(如面部潮红、大汗淋漓、心悸、胃肠不适等),偶有尿意,但无抽搐。腹内侧核损害会引起肥胖,正中隆起损害影响青春期发育并致性功能障碍,称肥胖性生殖无能综合征。

(三)脑干损害的定位诊断

脑干自下而上由延髓、脑桥和中脑三部分组成,常见神经外科相关疾病为血管性病变、肿瘤等。这些病变累及相应平面的若干神经核和纤维束,导致相应的临床症状。脑干病变的表现主要包括:①脑神经损害:后组脑神经损害对应延髓平面,中组脑神经损害对应桥延或脑桥平面,第Ⅲ、Ⅳ对脑神经损害对应中脑平面;②传导束损害:包括感觉、运动与平衡障碍;③意识-觉醒障碍;④自主神经功能紊乱:如高热、针尖样瞳孔、无汗等;⑤不同平面的脑干损害对应一些特征性呼吸节律改变:如周期性呼吸(间脑)、中枢性过度换气(中脑上端)、长吸气(脑桥上端)、共济失调性呼吸(延髓上端)等。部分典型的脑干损害综合征及其临床特点如下:

1.延髓内侧综合征　如为单侧损伤,又称舌下神经交叉性偏瘫。通常由椎动脉的延髓支阻塞所致。主要受损结构及临床表现为:对侧上、下肢瘫痪(锥体束受损);对侧上、下肢及躯干意识性本体感觉和精细触觉障碍(内侧丘系受损);同侧半舌肌瘫痪(舌下神经根受损)。

2.延髓外侧综合征　又称 Wallenberg 综合征。损害位于延髓上部侧方、椎动脉的延髓支或小脑下后动脉供血区。主要受损结构及临床表现为:同侧头面部痛、温觉障碍(三叉神经脊束受损);对侧上、下肢及躯干痛、温觉障碍(脊髓丘脑束受损);同侧软腭及咽喉肌麻痹,吞咽困难,声音嘶哑(疑核受损);同侧 Horner 综合征,表现为瞳孔缩小、上睑轻度下垂,面部皮肤干燥并潮红及汗腺分泌障碍(下丘脑至脊髓中间外侧核的交感下行通路受损);同侧上、下肢共济失调(小脑下脚受损);眩晕,眼球震颤(前庭神经核受损)。

3.脑桥基底部综合征　如为单侧损伤,又称展神经交叉性偏瘫。由基底动脉的脑桥支阻塞所致。主要受损结构及临床表现为:对侧上、下肢瘫痪;同侧眼球外直肌麻痹(展神经根受损)。

4.脑桥背侧部综合征　通常因小脑下前动脉或小脑上动脉的背外侧支阻塞,引起一侧脑桥尾侧或颅侧部的被盖梗死所致。以脑桥尾侧被盖损伤为例,主要受损结构及临床表现为:同侧眼球外直肌麻痹,双眼患侧凝视麻痹;同侧面肌麻痹(面神经核受损);眩晕,眼球震颤;同侧头面部痛、温觉障碍;对侧上、下肢及躯干痛、温觉障碍;对侧上、下肢及躯干意识性本体觉和精细触觉障碍;同侧 Horner 综合征(下丘脑至颈段脊髓中间带外侧核的交感神经下行通路受损);同侧上、下肢共济失调(小脑下脚和脊髓小脑前束受损)。

5.大脑脚底综合征　如为单侧损伤,又称动眼神经交叉性偏瘫(或 Weber 综合征)。由大脑后动脉的分支阻塞所致。主要受损结构及临床表现为:同侧除外直肌和上斜肌以外的所有眼球外肌麻痹,瞳孔散大(动眼神经根损伤);对侧上、下肢瘫痪(皮质脊髓束受损);对侧面神经和舌下神经核上瘫(皮质核束损伤)。

6.Benedikt 综合征　累及一侧中脑被盖部腹内侧。主要受损结构及临床表现为:对侧上、下肢及躯干意识性本体觉和精细触觉障碍;同侧除外直肌和上斜肌外的所有眼球外肌麻痹,瞳孔散大;对侧上、下肢意向性震颤,共济失调[小脑丘脑纤维(为已交叉的小脑上脚纤维)和红核受损伤]。

(四)颅底病变的定位诊断及相关综合征

1.颅前窝　额叶底部肿瘤如局限性蝶骨嵴或嗅沟脑膜瘤时,因病变压迫同侧视神经,使之周围蛛网膜下腔闭塞,而引起 Forster-Kennedy 综合征。表现为病变同侧视神经萎缩,对侧视神经乳头水肿,可伴同侧嗅觉丧失。

2.颅中窝　蝶鞍区病变可引起视交叉综合征,眶上裂、眶尖病变分别引起眶上裂综合征和眶尖综合征,海绵窦区病变可致海绵窦综合征,岩部病变引起岩尖综合征、三叉神经旁综合征、蝶-岩综合征等。

(1)视交叉综合征:表现为双颞侧偏盲,可伴视神经萎缩和蝶鞍改变,同时亦伴垂体内分泌紊乱。多见于垂体腺瘤向鞍上生长。

(2)眶上裂和眶尖综合征:眶后部及视神经管肿瘤等眶上裂和眶尖区域病变所致。

1)眶尖综合征:为Ⅲ、Ⅳ、Ⅴ1、Ⅴ2支和Ⅵ脑神经受累所致,表现为视神经乳头萎缩或水肿,上睑下垂,眼球固定,角膜反射消失,眼神经和上颌神经分布区感觉障碍。

2)眶上裂综合征:除无视神经变化外,余同眶尖综合征。

(3)海绵窦综合征:病变累及Ⅲ、Ⅳ、Ⅴ、Ⅵ脑神经,表现为眼球固定,瞳孔散大,角膜反射消失,可合并突眼及眼静脉回流障碍。常因血栓性静脉炎、鞍区动脉瘤和鞍内肿瘤累及海绵窦引起。

(4)颞骨岩部病变

1)岩尖综合征:同侧Ⅴ脑神经受累致面部麻木或疼痛,Ⅵ脑神经受累致眼球内斜、复视。常因乳突炎症扩散、鼻咽部或鼻窦的恶性肿瘤沿颅底裂隙侵蚀所致。

2)三叉神经旁综合征:病变位于岩骨前段三叉神经半月节附近,三叉神经受累致面部疼痛,颈动脉交感丛受累致同侧 Horner 征。

3)蝶-岩综合征:蝶骨和岩骨交界处病变引起Ⅲ、Ⅳ、Ⅴ、Ⅵ脑神经麻痹,表现为同侧眼肌麻痹和三叉神经感觉障碍,累及视神经可致视力障碍。

3.颅后窝　内耳道病变可致内耳道综合征;脑桥小脑角病变可致脑桥小脑角综合征;颈静脉孔区病变可致 Vernet 综合征、Collet-Sicard

综合征、Vilaret 综合征等;枕骨大孔附近病变可致颅脊管综合征。

(1)内耳道综合征:内耳道病变时,同侧面神经受累出现外周性瘫痪,同侧前庭神经受累引起耳鸣、耳聋、眼球震颤和平衡障碍。

(2)脑桥小脑角综合征:脑桥小脑角位于小脑和脑桥的外侧(小脑-脑桥池)和岩骨嵴内 1/3 之间。该部位有耳蜗神经、前庭神经、面神经、三叉神经及前庭小脑束通过。耳蜗神经损害出现耳鸣、耳聋;前庭神经损害出现眩晕、恶心、呕吐;面神经损害出现同侧周围性面瘫;三叉神经感觉支损害出现同侧面部感觉减退;前庭小脑束损害出现同侧共济失调。常见于听神经瘤和该区域的脑膜瘤等。

(3)颈静脉孔综合征:Ⅸ、Ⅹ、Ⅺ脑神经通过颈静脉孔的内侧部,多为颅内原发病变引起此三根脑神经麻痹,此外还可见于颈静脉球瘤、颈动脉体瘤和多发性脑神经炎。

(4)颅脊管综合征:枕骨大孔区病变侵犯颅后窝和高位椎管,累及小脑、延髓、后组脑神经和上颈髓所致。表现为上部颈神经根症状,枕颈部疼痛($C_2 \sim C_3$),强迫头位,后组脑神经损害,延髓症候群等。

(五)小脑病变的定位诊断

小脑的功能主要是调节下行运动通路的活动,保持平衡和控制肌张力,保证精细、技巧性动作协调完成。故小脑损害不会引起随意运动丧失(瘫痪),但对运动性学习和运动具有重要意义。另外,小脑虽接受多种感觉传入冲动,但对有意识的感觉和刺激辨别却无其意义。

小脑损害的典型临床症状与体征:眩晕、呕吐、共济失调、眼球震颤和意向性震颤。

1.小脑半球 该区域病变同侧肢体共济失调,粗大的水平眼震,辨距不良,轮替障碍,指鼻和跟-膝-胫试验阳性,搜索样语言,同侧半身肌张力降低等。

2.蚓部 该区域小脑蚓部病变主要表现躯干性共济失调、平衡不稳,呈醉汉步态。而小脑半球病变则在患侧肢体共济失调、肌张力低、腱反射迟钝,走路向患侧偏斜,也易向患侧倾倒。

3.齿状核　受损可出现运动过多和肌阵挛。

4.小脑脚　小脑下脚(绳状体)病变出现同侧小脑性共济与平衡障碍,眼球震颤及书写障碍;小脑中脚(脑桥臂)病变出现同侧额叶性共济障碍;小脑上脚(结合臂)病变出现同侧小脑性共济障碍,对侧红核病变引起不自主运动,头偏向患侧。

5.弥漫性小脑病变(小脑半球和蚓部同时受损)　慢性小脑弥漫性变性时,主要出现躯干和言语共济失调,而四肢共济失调不明显。这可能是由于新小脑功能有所代偿之故。急性弥漫性小脑病变时,除有严重的躯干和四肢共济失调以及言语障碍,还伴有肌力下降、肌张力降低、腱反射减弱。

(六)脊髓病变的定位诊断

脊髓病变的定位诊断分为"纵"定位与"横"定位两方面,前者系判断病变是存在于延髓颈髓移行直至马尾的某个平面;后者是判定病变在脊髓横断面上的白质、灰质等哪个具体部位。

脊髓病变的上界可根据根性症状、传导束性感觉缺失平面、腱反射变化、自主神经症等来确定;脊髓病变的下界可根据瘫痪及反射的变化、发汗试验、反射性皮肤划痕征、足部立毛反射等来判定;横定位主要需鉴别髓内病变,髓外硬膜下病变及硬膜外病变,可根据有无根痛、感觉运动障碍发展方向、有无肌肉萎缩、锥体束征及尿便障碍出现早晚顺序及病程发展快慢来鉴别。MRI等影像学检查可以提供脊髓病变横定位及纵定位的直接征象。

1.脊髓病变的左右侧定位　早期多为脊髓半侧受累,晚期可能出现脊髓双侧损害表现。除了脊髓丘脑束在相应的节段交叉到对侧(上升两个平面左右后交叉)外。其余都在同侧。

2.脊髓病变的腹背侧定位　腹侧病变以运动障碍为主。背侧病变以感觉(尤其是深感觉)受累为主。

3.脊髓病变的内外定位　髓外病变多从一侧开始,伴有根痛、肌力减退或肌萎缩,早期出现锥体束征,尿便障碍和感觉缺失出现的晚。髓内病变早期就会出现尿便障碍、感觉缺失或感觉分离。髓外压迫性病变因很少侵入髓内,以横向发展为主并形成脊髓横断性损害,髓内压迫性病变纵向生长多见,故呈多节段受累。皮质脊髓束和脊髓丘脑束的内部排列顺序从外向内依次是骶、腰、胸和颈(下肢在外,颈胸在内)。脊髓后索的排列顺序从外向内依次是颈、胸、腰和骶(下肢在内,颈胸在外)。了解这些排列关系,可以根据肢体运动和深浅感觉受累的先后顺序,对髓内和髓外病变做出临床定位:髓外病变时下肢首先出现症状。颈膨大以上的髓内病变上肢先有症状。

4.脊髓损伤的一些表现

(1)完全性脊髓横贯性损害:主要表现为截瘫、各种感觉丧失和尿便障碍三大症状。

(2)脊髓半侧损害:Brown-Sequard 综合征。即伤侧平面以下位置觉、振动觉和精细触觉丧失,同侧肢体硬瘫,损伤平面(或低 $1\sim2$ 个节段)以下的对侧身体痛、温觉丧失。临床所遇到之脊髓半切综合征多不典型,故当发现一侧肢体运动障碍和深感觉障碍,对侧浅感觉障碍明显时也应考虑本症。

(3)脊髓前角损害:主要伤及前角运动神经元,表现为这些细胞所支配的骨骼肌呈弛缓性瘫痪,肌张力低下,腱反射消失,肌萎缩,无病理反射,但感觉无异常。如脊髓灰质炎。

(4)中央灰质周围病变:若病变侵犯白质前连合,则阻断脊髓丘脑束在此的交叉纤维,引起相应部位的痛、温觉消失,而本体感觉和精细触觉无障碍(因后索完好)。这种现象称感觉分离,如脊髓空洞症或髓内肿瘤。

5.脊髓节段性损伤

(1)高颈段($C_1\sim C_4$)损害:主要表现为四肢上运动神经元性瘫痪,病损平面以下全部感觉丧失,尿便障碍;膈肌受刺激或麻痹会有呃逆或呼吸困难;可有颈部根性疼痛,即颈痛向枕部放射。

(2)颈膨大($C_5\sim T_2$)损害:截瘫、感觉平面和尿便障碍;上肢呈下运动神经元性瘫痪,下肢呈上运动神经元性瘫痪。$C_8 \sim T_1$ 侧角受损可以出现 Homer 征。

(3)胸髓($T_3 \sim T_{12}$)损害:双上肢正常,双下肢呈上运动神经元性瘫痪,病变平面以下各种感觉缺失,尿便障碍。

(4)腰膨大($L_1 \sim S_2$)损害:截瘫,病变平面以下各种感觉缺失,尿便障碍;双上肢不受累及。双下肢呈下运动神经元性瘫痪。损害平面在 $L_2 \sim L_4$ 膝反射消失,在 $S_1 \sim S_2$ 踝反射消失。

(5)圆锥($S_3 \sim S_5$ 和尾节)和马尾(L_2 以下的 10 对脊神经)损害:单纯圆锥损害无下肢瘫痪。早期出现尿便障碍,会阴部感觉缺失,神经根痛少见。马尾损害时下肢可有下运动神经元性瘫痪。早期不出现尿便障碍,根性疼痛明显,感觉障碍不对称。临床上圆锥和马尾病变多相关联,表现为马尾圆锥综合征。

二、定性诊断

病变的解剖定位确定以后还应对病变的性质进行判断,称为定性诊断。病史特点、实验室检查、影像学检查共同为病变的性质的推测提供依据。神经外科疾病常见的病理性质和病因如下。

1.损伤 多具备明确的外伤史。一般急性起病,如颅内血肿、脑挫裂伤等;患者症状往往在 6~8 小时达高峰,但亦有部分患者可能经历较长时期后方出现症状,如慢性硬膜下血肿。应注意甄别是否伴有胸、腹等多发性损伤。

2.肿瘤 起病多较为缓慢,总体上呈进行性加重趋势,少数病程可有短暂缓解。颅内肿瘤早期可仅有局灶性神经损害,后期可伴有颅内压增高。脊髓肿瘤有脊髓压迫、神经根受刺激和脑脊液循环阻塞表现。老年患者需注意鉴别中枢神经系统转移瘤。

3.血管病变 血管病变有颅内动脉瘤、脑动静脉血管畸形、脑卒中等。起病多急骤,症状可在数秒至数天内达高峰。脑血管病变多与动脉硬化、高血压、心脏病、糖尿病等疾病相关。

4.感染 急性或亚急性起病，症状通常在数日内达高峰，血液和脑脊液实验室检查可进一步明确感染的性质和原因。部分感染性疾病，如脑脓肿、脊髓硬膜外脓肿、脑囊虫病等需要外科治疗。

5.其他 如需要外科处理的颅脑、脊柱脊髓先天性畸形，如脑积水、脊柱裂、枕骨大孔区畸形、扁平颅底等；多于儿童或青年期缓慢起病，进行性发展。

定性诊断时应注意患者一般表现和病史。如对幼年发病患者，要观察有无先天异常。通过鉴别诊断排除一些机率较小或不相符合的情况，即可将病变性质的考虑缩至最小范围。由此取得临床诊断。基于这种初步的、相对粗糙的诊断，再进一步选择相应的核实性检查，选择检查时应先做无创性检查，不能达到要求时再做一些侵袭性的检查项目。只有取得结论性的证据以后才算得到了确实诊断。但这还不是目的，尚需接受治疗的考验，在实际治疗中还可对诊断进行各种各样的修正和补充完善，直到最后诊疗结束。

神经系统疾病的定位诊断和定性诊断不可截然分开，某些神经系统疾病，在确定病变部位的同时也可推断出病变的性质，如内囊附近的损伤，多由动脉硬化合并高血压性血管疾病所致。因而在多数情况下，神经系统疾病的定位、定性诊断是相互参考同时进行的。

第三节 神经疾病的规范化与个体化治疗

神经外科疾病的规范化治疗首先要做好医师队伍的规范化建设。只有让我国目前约1万名神经外科医生都成为正规军，我们整个神经外科的疾病诊疗行为才能实现真正意义上的规范化。目前中国神经外科医师协会已受卫生部委托开展的神经外科医师专科准入考核就是从源头上把好这一关。《卫生部专科医师—神经外科医师培养原则》指出："由于神经外科学是处理人体最高中枢问题的科学，因此对神经外科医师的培训标准要有更高的要求。应该在有完善条件(包括人力资源、设备条件、病源、成就)的单位成立"中国神经外科医师培训基地",以达到正规化培养合格的神经外科专业医师的目的"。培训体系的完善、临床路径的推行、手术技术规范化、显微技术的推广都是改善提高疗效的重要环节和重要保障,普及知识和技术也是学会和协会需要重点完成的一项内容。本书附录部分对近年来国内、国际上已经颁布的指南和专家共识作了索引,可供读者阅读查询时参考。

神经外科学是一门十分深奥的学科,随着技术的进步,其内涵和外延不断扩展,亚专业的划分越来越细。一个医生已不可能对所有专业的病种都达到精通程度。国际上已通过制定治疗规范、指南、共识,这些方案和共识凝聚众多医学工作者的经验和教训,可以为患者提供相对合理、规范的治疗方法,从而得到了更好的治疗效果。因而,开展既符合国际标准又符合中国国情的神经系统疾病治疗规范化和个体化的临床研究势在必行。早在2006年,受卫生部的委托,中华医学会神经外科分会制定出版了本专业的《临床诊疗指南》和《临床技术操作规范》,这两份文件对规范诊疗行为起到了重要作用。之后一批适合国人情况的规范、指南和专家共识也相继出台。2009年,为规范临床诊疗行为,提高医疗质量和保证医疗安全,卫生部组织有关专家研究制定了颅前窝底脑膜瘤、颅后窝脑膜瘤、垂体腺瘤、小脑扁桃体下疝畸形、三叉神经痛、慢性硬脑膜下血肿等神经外科6个病种的临床路径。2011年底,卫生部又继续推进临床路径相关工作,再次组织有关专家研究制定了颅骨凹陷性骨折、创伤性急性硬脑膜下血肿、创伤性闭合性硬膜外血肿、颅骨良性肿瘤、大脑中动脉动脉瘤、颈内动脉动脉瘤、高血压脑出血、大脑半球胶质瘤、大脑凸面脑膜瘤、三叉神经良性肿瘤和椎管内神经纤维瘤等神经外科11个病种的临床路径的临床试点工作。

规范化治疗是提高神经外科整体治疗水平的基本要求。只有专业化、规范化,才能不偏离正确的治疗方向。例如,对颅内肿瘤的规范化治疗是指对肿瘤的治疗要按照原则执行,不管是手术、放疗、化疗都要治疗到位,不能脱离或违背治疗原则。但是,提倡规范化治疗不是说治疗都是千篇一律,搞"一刀切",由于恶性脑胶质瘤的临床治疗充满挑战,要求临床医师必须追踪脑胶质瘤基础与临床研究的最新进展,不断更新概念,勇于探索。这就使得在临床诊治过程中不能生搬硬套,需要对每一个患者的具体问题进行具体分析,为每一位患者量体裁衣,制订个体化治疗方案,才可能达到一个较好的治疗效果。目前的靶向治疗和基因研究都是个体化治疗道路上的有益尝试。

按照唯物主义观点,事物不是一成不变的,医疗理念和技术手段也是在不断发展之中。所谓的治疗规范仅是目前医疗条件下,最为科学、合理的治疗方案。比如颅内动脉瘤的治疗,20 世纪 90 年代以前,颅内动脉瘤只有手术夹闭一种治疗,对于复杂不能夹闭的动脉瘤,则选择采用近端阻断、孤立、瘤体切除或塑型、血管重建等手段。但随着介入治疗技术与弹簧圈、支架的出现与发展,现在血管内介入治疗与手术夹闭共同成为颅内动脉瘤两种主要手段,这也意味着颅内动脉瘤的治疗策略已逐渐发生了改变。同时,由于技术进步、显微技术的发展,扩大了急性期进行动脉瘤夹闭的指征,急性期治疗已是目前治疗的主流。但是医师不能因为有了临床路径,规范化治疗指南,反而束缚了合理的创造性、开拓性的研究工作。

近年来,聚焦于循证医学的治疗指南迅速增加,这为提高群体患者治疗效果起到了很好的作用。指南采用的方法是将问题简单化,为广大一线医生提供容易操作的治疗规则。但恰恰却忽略了个体化治疗的主旨。这就涉及个体化治疗的问题:由于"保护性医疗"和对治疗安全和费用的考虑,神经外科医师面临的是一个个实实在在同时又千变万化的个案,需要在较短的时间内做出"生死抉择",这在指南中常常找不到对应的治疗策略。此外,对于尚无定论的医学问题,也需要医师结合临床具体实际加以决断。仍以颅内动脉瘤为例,目前脑动脉瘤治疗的主要方法是手术夹闭和血管内介入栓塞治疗。但随之而来的问题是对于一个特殊的案例,哪种技术更为安全有效,何时采用更为合理,如何评价治疗效果。一些问题在现阶段仍颇具争议，我们尚无法完全回答，仍需要大样本、多中心、随机、双盲、严格对照的研究评估。而颅内肿瘤的治疗就显得更为迷茫，首先它具有众多的分类，同类甚至同亚型肿瘤也具有迥异的分子生物与细胞生物学特征，某些的生物标记与位点的异常表达，单纯生物治疗、化疗具有明显的治疗效果，可以单独使用或特殊病例联合普通放射治疗，已能明显控制肿瘤的生长与复发；某些生物标记与位点的异常表达，可能对同样的化疗、生物治疗不敏感，甚至耐受，而放射治疗也可能具有较高的耐受性，也仅能短期控制其生长与复发，此时，可能就需要短期放射治疗后，进行单次大剂量毁损的伽玛刀治疗补量或低分次立体定向放射治疗，才能提高远期治疗效果；另一些病例甚至需要特殊生物靶位封闭治疗后，才能呈现放、化疗的敏感性，而需要生物靶向治疗联合放、化疗来提高其治疗效果。因此，对于后两者盲目的放、化疗只能枉增患者治疗中的毒副作用，这就更显示个体化医疗的重要性。

此外，一份合理的个体化治疗方案还需考虑患者的整体情况，而不是仅仅局限于某种疾病本身。比如，随着人口老龄化，帕金森症等在60岁以上人群中高发的神经系统疾病逐渐增加。不当的治疗可能导致帕金森病的病程发展加速，使得患者症状加剧而过早丧失劳动能力或导致残疾。帕金森病患者规范化治疗是必须。但对于帕金森患者，医师除了需要设法解除患者疾病本身的困扰，尚需要对其给予心理关注和社会关注。对帕金森的治疗不仅仅是疾病本身的药物治疗，还要抗抑郁治疗改善患者的幸福感，功能锻炼增加患者的活动能力。帕金森病患者中抑郁症的患病率是20%~50%，工作能力，生活能力的减退，形象的损害，脑中多巴胺的减少，都有可能导致帕金森病患者抑郁的产生。许多帕金森患者还深受抑郁的折磨，严重的甚至有自杀倾向。帕金森病会表现为面无表情、语言减少、反应慢等的症状，与抑郁症的症状有相似之处，很容易被忽视。早期发现尤为重要。这需要医师、患者及其家庭与社会的共同努力。

　　总之,对于神经外科疾病,总的原则是"目前业界无争议的,采取规范化治疗,对于目前尚无定论的,或有争议的,参照循证医学的观点,保证患者获得目前医疗条件下,最为科学的、个体化的治疗方案。做到规范化与个体化相结合,理论与实践相结合,医师临床工作中要活学活用,既要掌握具体的规范化和个体化用药原则,更重要的是学会正确的临床思维方法。开展神经外科疾病治疗的规范化研究,特别是在治疗理念上达成共识;同时鼓励在治疗手段上不断创新,针对不同患者,进行个体化治疗,发挥现有手段到极致。对于有争议的,在全国乃至全球范围内,开展治疗样本协作统计及前瞻性疗效对比研究。才能更好地发展神经外科医学事业。

第二章　颅脑肿瘤

第一节　脑膜瘤

一、概述

脑膜瘤是成人常见的颅内良性肿瘤,占颅内原发肿瘤的 14.3%～19%,发病率仅次于胶质瘤。发病的年龄高峰为 45 岁左右,男女比例约为 1∶1.8。19%～24% 的青少年脑膜瘤发生于神经纤维瘤病 I 型。

脑膜瘤的发生与蛛网膜有关,可发生于任何有蛛网膜细胞的部位(脑与颅骨之间、脑室内、沿脊髓),特别是与蛛网膜颗粒集中分布的区域相一致。脑膜瘤多与硬脑膜相粘连,但亦可与硬脑膜无关联,如发生在脑室内的脑膜瘤。

脑膜瘤通常为生长缓慢、边界清楚(非侵袭性)的良性病变。少数可呈恶性和(或)快速生长。8% 的患者多发,在神经纤维瘤病患者中尤为多见。偶尔肿瘤呈大片匍匐状生长(斑块状脑膜瘤)。

【诊断标准】

1.临床表现

(1)病史:脑膜瘤因属良性肿瘤,生长慢,病程长。因肿瘤呈膨胀性生长,患者往往以头疼和癫痫为首发症状。

（2）颅内压增高：症状可不明显。许多患者仅有轻微的头痛，甚至经 CT 扫描偶然发现脑膜瘤。因肿瘤生长缓慢，所以肿瘤往往长得很大，而临床症状还不严重。有时，患者眼底视乳头水肿已相当明显，甚至出现继发视神经萎缩，而头痛并不剧烈，无呕吐。值得注意的是，当"哑区"的肿瘤长得很大，无法代偿而出现颅内压增高时，病情会突然恶化，甚至会在短期内出现脑疝。

（3）局部神经功能障碍：根据肿瘤生长的部位及临近神经血管结构不同，可有不同的局部神经功能障碍。如蝶骨翼（或嵴）脑膜瘤外侧型（或翼点型）的表现与大脑凸面脑膜瘤类似；内侧型（床突型）多因包绕颈内动脉（ICA）、大脑中动脉（MCA）、眶上裂部位的脑神经和视神经而出现相应的脑缺血表现和脑神经功能障碍。嗅沟脑膜瘤多长到很大时才出现症状，包括 Foster‐Kennedy 综合征（同侧视神经萎缩，对侧视乳头水肿）；精神改变，如压迫视路导致视野缺损等。

（4）颅骨变化脑膜瘤：常可造成临近颅骨骨质的变化，表现为骨板受压变薄、破坏，甚至穿破骨板侵蚀至帽状腱膜下，头皮局部可见隆起。有时，肿瘤也可使颅骨内板增厚，增厚的颅骨内可含肿瘤组织。

（5）癫痫：位于额部或顶部的脑膜瘤易产生刺激症状，引起限局性癫痫或全身发作。

2.辅助检查

（1）脑电图：因脑膜瘤发展缓慢，并呈限局性膨胀生长，脑电图检查时一般无明显慢波。但当肿瘤生长相当大时，压迫脑组织，引起脑水肿，此时脑电图可呈现慢波，多为局限性异常 Q 波，δ 波为主，背景脑电图的改变较轻微。脑膜瘤的血管越丰富，δ 波越明显。大脑半球凸面或矢状窦旁脑膜瘤的患者可有癫痫病史，脑电图可辅助诊断。

（2）头部 X 线片：由于脑膜瘤与颅骨关系密切，以及共同的供血途径，容易引起颅骨的改变，头部平片的定位征出现率可达 30%～60%，颅内压增高症可达 70%以上。主要表现如下几种。

①局限性骨质改变：可出现内板增厚，骨板弥漫增生，外板骨质呈

针状放射增生。

②颅板的血管压迹增多:可见脑膜动脉沟增粗扭曲,最常见于脑膜中动脉沟。局部颅骨板障静脉异常增多。

(3)头部 CT:可见病变密度均匀,增强后强化明显,基底宽附着于硬脑膜上。一般无明显脑水肿,少数也可伴有明显的瘤周水肿,有时范围可达整个大脑半球。脑室内脑膜瘤半数可出现脑室外水肿。CT 检查的优点在于可明确显示肿瘤的钙化和骨质改变(增生或破坏)。

(4)头部 MRI:一般表现为等或稍长 T_1、T_2 信号,T_1 相上 60%的肿瘤与灰质等信号,30%的肿瘤为低于灰质的低信号。在 T_2 相上,50%为等信号或高信号,40%为中度高信号,也可能为混杂信号。肿瘤边界清楚,呈圆形或类圆形,多数边缘有一条低信号带,呈弧形或环形,为残存蛛网膜下隙(脑脊液)。肿瘤实质部分经静脉增强后呈均匀、明显强化。肿瘤基底硬脑膜强化可形成特征性的表现——"脑膜尾征",对于脑膜瘤的诊断有特殊意义。MRI 检查的优点在于可清晰地显示肿瘤与周围软组织的关系。脑膜瘤与脑之间的蛛网膜下隙界面消失,说明肿瘤呈侵袭性生长,手术全切除较困难。

肿瘤基底硬脑膜强化可形成"脑膜尾征",是脑膜瘤较为特征性的表现,但并不是脑膜瘤所特有的影像表现。邻近硬脑膜的其他病变,如转移癌和胶质瘤等也可有类似影像特点。

同时进行 CT 和 MRI 增强扫描,对比分析,能得到较正确的定位及定性诊断。

(5)脑血管造影:可了解肿瘤供血,肿瘤与重要血管的关系,以及硬脑膜静脉窦的情况(决定手术中是否可以结扎)。同时,脑血管造影也为手术前栓塞提供了条件。约一半左右的脑膜瘤,脑血管造影可显示肿瘤阴影。通常脑膜瘤在脑血管造影像上有特征性表现。

①脑膜血管呈粗细均匀,排列整齐的小动脉网,轮廓清楚呈包绕状。

②肿瘤同时接受来自颈外、颈内动脉或椎动脉系统的双重供血。

位于颅前窝底的脑膜瘤可接受眼动脉、筛动脉和大脑前动脉分支供血；位于颅中窝底的脑膜瘤可接受脑膜中动脉、咽升动脉供血；颅后窝底的脑膜瘤可由枕动脉、椎动脉脑膜前支、脑膜后动脉供血。

③血管造影还可显示硬脑膜窦的受阻情况，尤其是矢状窦/大脑镰旁脑膜瘤。根据斜位片评估上矢状窦通畅程度较可靠。

④肿瘤的循环速度比脑血流速度慢，造影剂常在肿瘤中滞留。在脑血管造影的静脉期，甚至窦期，仍可见到肿瘤染色，即迟发染色。肿瘤血管明显且均匀一致延迟充盈的特点有助于确诊。

⑤脑膜瘤周围脑血管呈包绕状移位。

上述特点在脑膜瘤的脑血管造影中可同时出现，亦可能部分出现。

【治疗原则】

1.手术治疗

(1)手术切除脑膜瘤是最有效的治疗手段。随着显微手术技术的发展，脑膜瘤手术效果也随之提高，大多数患者治愈，但并不能排除复发可能性。

(2)手术原则

①体位：根据肿瘤的部位选择体位。侧卧位、仰卧位、俯卧位都是常使用的体位。

②切口：影像学的进展和导航技术的出现，使肿瘤的定位十分精确，手术入路应尽量选择到达肿瘤距离最近的路径，同时应避开重要神经和血管；颅底肿瘤的入路还应考虑到对脑组织的最小牵拉。切口设计的关键是将肿瘤恰位于骨窗的中心。

③手术显微镜的应用：手术显微镜下分离肿瘤，使操作更细致，保护周围脑组织。

④对富于血运的肿瘤，术前可栓塞供应动脉或术中结扎供应肿瘤的血管。

⑤对受肿瘤侵蚀的硬脑膜、颅骨应一并切除，以防术后复发。经造影并在术中证实已闭塞的静脉窦也可以切除。以筋膜或人工硬脑膜、

颅骨代用品修补硬脑膜和颅骨。

⑥术后处理控制颅内压,抗感染、抗癫痫治疗,注意预防脑脊液漏。

2.非手术治疗

(1)放射治疗

对于不能全切的脑膜瘤和少数恶性脑膜瘤,手术切除后需放射治疗。

(2)其他治疗

激素治疗对减慢肿瘤的生长是否有效尚不能肯定,对复发又不宜再手术的脑膜瘤可做姑息疗法。

3.术后处理

(1)手术后应将患者送往重症加强护理病房(ICU)监护 24～48小时。

(2)手术前脑水肿严重者术后应静脉给予脱水药、甲泼尼龙或地塞米松。

(3)患者麻醉苏醒后,立即进行神经功能评估,并作好记录。如出现神经功能缺损,须进一步分析原因。疑为颅内血肿形成者,须立即行CT 检查或直接送手术室开颅探查,清除血肿。

(4)抗癫痫治疗:肿瘤累及运动、感觉皮层时或手术前患者有癫痫发作史,手术中和手术当天,需静脉应用抗痫药物,预防癫痫发作。手术后第一日患者可于进食后恢复手术前的(口服)抗癫痫治疗方案。手术后抗癫痫治疗至少 3 个月,无癫痫发作者可逐渐减少药量,直到停止用药。手术前有癫痫病史的患者,抗癫痫治疗时间应适当延长,一般建议 1～2 年。

(5)预防下肢血栓和肺栓塞:若患者术后有肢体运动障碍或老年患者,短期内不能下床,必要时应给予药物(如注射用低分子肝素钙,0.3ml,脐旁皮下注射)和弹力袜。

(6)脑脊液漏:术后有脑脊液漏可能者,可取头高位,腰椎穿刺持续引流 2～3 日;出现脑脊液漏时可持续 5～7 日,一般可自愈。若脑脊液漏仍不缓解,应考虑二次手术修补漏口。

4.脑膜瘤切除分级　　日前,国际应用较多的脑膜瘤切除分级法为 Simpson 分级法。这一分类法对统一切除标准、评定脑膜瘤的手术效果有重要的参考价值。但有人认为此分类法对于凸面脑膜瘤较为适用,对脑室内和颅底脑膜瘤未必适用,如侧脑室三角区脑膜瘤,无硬脑膜和颅骨的附着,颅底脑膜瘤手术多难做到受累颅骨,甚至硬脑膜的切除。故有人提出了针对颅底脑膜瘤的切除分级,因目前尚未得到广泛认同,在此不作详细介绍。

脑膜瘤切除 Simpson 分级法:

Ⅰ级　手术显微镜下全切除受累的硬脑膜及颅骨一并处理(包括受侵的硬脑膜窦)

Ⅱ级　手术显微镜下全切除受累的硬脑膜电凝或激光处理

Ⅲ级　手术显微镜下全切除受累的硬脑膜及硬脑膜外扩展病变(如增生颅骨)未处理

Ⅳ级　肿瘤部分切除

Ⅴ级　肿瘤单纯减压[和(或)活检]

二、脑膜瘤的复发及处理

与任何肿瘤一样,脑膜瘤首次手术后,如在原发部位有少许残留,则很可能发生肿瘤再生长并复发。恶性和非典型脑膜瘤的 5 年复发率分别为 38% 和 78%。造成良性脑膜瘤复发的原因有两个,一是由于肿瘤侵犯或包裹重要神经和血管组织时未能完全切除而残留,如海绵窦脑膜瘤;二是由于肿瘤局部侵润生长,靠近原发灶周边或多或少残存一些瘤细胞。脑膜瘤术后复发多见于被肿瘤侵犯的硬脑膜。

【治疗原则】

1.放射治疗　　放射治疗可能有效,可使平均复发时间延长。考虑到放射治疗可能引起的放射性损伤和坏死等副作用,对肿瘤可能复发的患者也可先行 CT 或 MRI 随访,发现明确复发迹象时再行放射治疗。

2.手术切除 根据患者年龄、身体状况、症状和体征,以及影像学资料等,决定是否再次手术。再手术的结果不仅仅取决患者年龄和一般状态,还取决于肿瘤的部位,如蝶骨嵴脑膜瘤,复发时若已长入海绵窦,再次手术的困难会更多;但复发的上矢状窦旁脑膜瘤,如已侵犯并阻塞上矢状窦,二次手术可将肿瘤及闭塞的上矢状窦一并切除而获得治愈。

三、矢状窦旁脑膜瘤

矢状窦旁脑膜瘤是指肿瘤基底附着在上矢状窦壁并充满上矢状窦角的脑膜瘤。有时肿瘤可侵入窦内甚至造成上矢状窦闭塞。

【诊断标准】

1.临床表现

(1)颅高压症状和体征:造成颅内压增高的原因,除了肿瘤本身的占位效应外,瘤体压迫上矢状窦及静脉,造成回流受阻也是原因之一。

(2)癫痫:较为常见的首发症状,尤其是在中央区的窦旁脑膜瘤。

(3)局部神经功能障碍:前 1/3 矢状窦旁脑膜瘤因侵犯额叶而常见精神方面的改变;中 1/3 型最常见的症状为癫痫和对侧肢体渐进性瘫痪;后 1/3 型最常见的症状为视野缺损。

2.辅助检查

(1)头部 CT 和 MRI:根据脑膜瘤的典型影像特点和部位可明确诊断。CT 的骨窗像可以提供与肿瘤相邻的颅骨受侵犯破坏情况。MRI检查可显示肿瘤与大脑前动脉的关系、引流静脉的方向,了解矢状窦的受累程度及是否闭塞。

(2)脑血管造影:脑血管造影对矢状窦旁脑膜瘤的诊断价值在于以下几点。

①了解肿瘤的供血动脉和肿瘤内的血运情况。

②脑血管造影的静脉期和窦期可见肿瘤将静脉挤压移位,有的上矢状窦会被肿瘤阻塞中断。

【治疗原则】

1.手术前评估 根据患者的病史、年龄、影像学资料和患者对治疗结果的期盼,应评估手术的风险和手术对患者的益处,再决定是否手术。

2.头皮切口设计 通常采用马蹄形,骨瓣要足够大,必须能完全暴露需切除的肿瘤及受累的颅骨、硬脑膜。

3.手术操作

(1)在中线附近作钻孔时,应小心下方的上矢状窦。为防止导板穿过困难,可沿上矢状窦两侧多钻一孔。

(2)锯开颅骨后,用剥离子将颅骨与硬脑膜分开,上矢状窦部要最后分离(高龄患者硬脑膜不易剥离)。

(3)翻开并取下游离骨瓣后,要立即处理颅骨板障出血,骨缘封以骨蜡。

(4)硬脑膜表面上的出血可电灼或压以明胶海绵,硬脑膜中动脉如参与供血,则可将其缝扎。上矢状窦表面的出血,压以明胶海绵和棉条,数分钟即可止血。骨窗四周悬吊硬脑膜。

(5)如果肿瘤累及颅骨内板,可用高速颅钻将受累的颅骨磨去。如颅骨侵蚀范围较大,特别是肿瘤已穿透颅骨时,可将其与肿瘤一并切除。

(6)中央静脉的保留:位于中央区的大脑上静脉(中央沟静脉)被损伤后,术后患者往往出现严重的对侧肢体瘫痪。尽量保存该静脉。肿瘤较大时,应先做被膜内切除肿瘤。

4.手术后处理 上矢状窦旁脑膜瘤手术后应严密观察,发现并发症(如手术后血肿和脑水肿)并及时处理。

5.复发及处理

(1)侵犯上矢状窦,而又未能全切的肿瘤,术后易复发。

（2）复发后可再次手术，特别是首次手术时，矢状窦尚未闭塞，再次手术前矢状窦已闭塞者，可将矢状窦连同肿瘤一并切除。

（3）对未能全切的肿瘤术后应辅以放射治疗。

四、大脑凸面脑膜瘤

大脑凸面脑膜瘤是指肿瘤基底与颅底硬脑膜或硬脑膜窦无关系的脑膜瘤，可发生在大脑凸面硬脑膜的任何部位，最常见于额顶叶交界处、冠状缝附近。大脑凸面脑膜瘤占脑膜瘤的 15％。女性与男性患病比例为 1.17∶1。

【诊断标准】

1.部位分类　通常将凸面脑膜瘤分为 4 个部位。

（1）前区：指额叶。

（2）中央区：包括中央前后回感觉运动区。

（3）后区：指顶后叶和枕叶。

（4）颞区：以前区、中央区发生率最高，约占 2/3。

2.临床表现

（1）大脑凸面脑膜瘤病史一般较长。主要表现为不同程度的头痛、精神障碍，半数以上的患者发病半年后可逐渐出现颅内压增高。

（2）局部神经功能缺失以肢体运动感觉障碍多见，肿瘤位于颞区或后区时因视路受压出现视野改变。优势半球的肿瘤还可导致语言障碍。

（3）癫痫：以局限运动性发作常见，其肿瘤多位于皮层运动区，表现为面部和手脚抽搐。

（4）有些患者因为头外伤或其他不适，经行头部 CT 扫描偶然发现。

3.辅助检查

（1）脑电图：脑电图检查曾经是凸面脑膜瘤的辅助诊断方法之一，

近年来已被 CT 和 MRI 检查所代替。目前脑电图的作用在于手术前、后对患者癫痫状况的估价，以及应用抗癫痫药物的疗效评定。

（2）头部 X 线：可能发现颅骨骨质针状增生、内板增厚或颅外骨性骨板。

（3）头部 CT 和 MRI：根据脑膜瘤的典型表现，对此病多可及时作出明确诊断。MRI 检查可以准确地反映大脑凸面脑膜瘤的大小、结构、邻近脑组织的水肿程度、肿瘤与重要脑血管的关系。MRI 增强图像上，60%～70%的大脑凸面脑膜瘤，其基底部硬脑膜会出现条形增强带，即"脑膜尾征"，为脑膜瘤较为特异性的影像特点。目前认为，这一结构多数为反应性增高的结缔组织或血管组织，少数为肿瘤侵润，手术时应显露并切除，以达到全切肿瘤。

（4）脑血管造影：对诊断大脑凸面脑膜瘤，脑血管造影并非必需。如手术前怀疑肿瘤与上矢状窦有关，需行脑血管造影或 MRI 加以证实。脑血管造影还可以了解肿瘤的血运情况和供血动脉的来源（颈内或颈外动脉）。

【治疗原则】

1.手术前评估　　大脑凸面脑膜瘤手术全切后，复发率很低。手术后主要并发症是肢体功能障碍、癫痫和术区血肿。针对每个患者的病史、化验结果、影像学检查特点，综合判断手术的风险代价和对患者的益处，然后决定是否手术。

2.手术操作

（1）可将皮瓣及骨瓣一起翻开，也可钻孔后取下骨瓣。如颅骨被肿瘤侵犯并穿破，可咬除或用锉刀锉平被侵蚀部分；单纯内板受侵蚀，用颅钻磨除受累的内板。

（2）由颈外动脉供血的大脑凸面脑膜瘤，开颅翻开骨瓣是整个手术出血最多的阶段，应立即采用电凝、缝扎或沿肿瘤切开硬脑膜等方法止血。

（3）用手指轻轻触摸硬脑膜可确定肿瘤的边界。环绕肿瘤外界剪开硬脑膜。应尽可能减少脑组织的外露。被肿瘤侵蚀的硬脑膜应去除,用人工硬脑膜或筋膜修补。

(4)分离和切除肿瘤。切除和暴露肿瘤可交替进行。在脑组织表面的蛛网膜与肿瘤之间逐渐分离,边分离边用棉条保护脑组织。肿瘤较小时可将肿瘤分离后完整切除。肿瘤较大时,可用超声吸引器(CUSA)将瘤内容逐渐吸除,然后再从瘤表面分离,以避免过度牵拉脑组织。有些软脑膜血管向肿瘤供血,可在分离肿瘤与瘤床之间电凝后剪断,并垫以棉条,直至肿瘤从脑内分离开。注意相邻血管(包括动脉和静脉)及功能区皮层的保护,必要时借助神经导航系统确定重要结构(如中央沟)的位置。

(5)止血后关颅:彻底止血后待血压恢复到手术前水平,手术野无活动性出血方可关颅。严密(不透水)缝合或修补硬脑膜,骨瓣复位固定,常规缝合头皮,在通常情况下可不必放置引流。

3.手术后处理

(1)患者术后应在 ICU 或麻醉康复室观察,直到麻醉清醒。

(2)如术后患者不清醒、出现癫痫发作、清醒后再度意识障碍或出现新的神经功能障碍,均应及时行脑 CT 扫描,除外术后(水肿)血肿。

(3)抗癫痫药物的应用术后应常规给予抗癫痫药,防止癫痫发作。应保持血中抗癫痫药的有效浓度,通常给予丙戊酸钠缓释片持续泵入 1mg/(kg·h),患者完全清醒后改为口服。

(4)如患者有肢体运动障碍,术后应被动活动患者的肢体,防止关节废用性僵直和深部静脉血栓形成。为防止深部静脉血栓形成,可给患者穿着弹力袜。

五、脑室内脑膜瘤

脑室内脑膜瘤发生于脑室脉络丛的蛛网膜细胞,较少见,约占颅内脑膜瘤的 2%。

【诊断标准】

1.临床表现

(1)颅高压症状:侧脑室脑膜瘤早期症状不明显,就诊时肿瘤多已较大,患者已出现颅内压增高的表现,如阵发性头痛、呕吐、视乳头水肿。变换体位时肿瘤压迫室间孔,可引起急性颅内压增高。第三、第四脑室内脑膜瘤早期即可引起脑脊液循环障碍导致梗阻性脑积水,因此颅内压增高症状出现较早。

(2)局部神经功能障碍:肿瘤侵及内囊时可出现对侧肢体偏瘫。肿瘤位于优势半球时,还可以出现感觉性或运动性失语。其他还包括同向性偏盲。癫痫少见。

2.辅助检查

(1)头部 CT 和 MRI:根据脑膜瘤的典型影像学表现(除外"脑膜尾征"),CT 和 MRI 是诊断脑室内脑膜瘤最可靠的方法。

(2)脑血管造影:可以显示肿瘤的供血动脉。侧脑室脑膜瘤的供血动脉为脉络膜前动脉和脉络膜后动脉。脑血管造影片上可见上述动脉增粗迂曲,远端分支呈引入肿瘤的小动脉网,随后出现典型的脑膜瘤循环。

【治疗原则】

1.手术前评估

脑室内脑膜瘤被发现时往往较大,应及早确诊尽快手术治疗。根据 CT 和 MRI 检查了解肿瘤位于脑室的位置,与室间孔和导水管的关系,以及是否合并脑积水,同时选择适当的手术入路。不典型的脑室内脑膜瘤须与脑室内室管膜瘤、脉络丛乳头状瘤、胶质瘤及生殖细胞瘤相鉴别。

2.手术入路

(1)侧脑室脑膜瘤手术入路的选择原则

①到达肿瘤路径较近。

②可早期处理肿瘤的供血。

③尽量避免视放射的损伤。

(2)常用手术入路包括以下几种。

①三角区入路:较常用于侧脑室三角区脑膜瘤,可以减少患者手术后肢体无力和视野缺损的发生。有条件时应用神经导航技术可以准确确定三角区脑膜瘤的位置,仅用2~3cm的脑沟切口即可深入脑室分块切除肿瘤。手术安全,手术后并发症低;但早期处理肿瘤血供稍差。

②颞中回入路:可用于肿瘤位于侧脑室颞角者,但该入路易造成视放射损伤,优势半球手术可导致语言功能障碍。

③纵裂胼胝体入路:多被用来切除位置更靠近侧脑室前部的肿瘤。皮质损伤可引发癫痫。

④枕下正中入路:适用于第四脑室脑膜瘤。

⑤Poppen入路:适用于第三脑室脑膜瘤。

3.手术操作

(1)在距离肿瘤最近或非功能区的皮层处选择适当的脑沟(如顶间沟),避开视放射纤维,将脑沟分开2～3cm,进入侧脑室三角区。枕下正中入路显露第四脑室脑膜瘤时,可通过分离两侧的小脑延髓裂隙,抬起两侧的小脑扁桃体显露第四脑室,而不必切开小脑下蚓部。

(2)尽早暴露阻断肿瘤的供血动脉(如脉络膜前动脉)。

(3)肿瘤小于3.0cm时可分离后完整切除。肿瘤较大时,应先于肿瘤内分块切除,待体积缩小后再将残存瘤壁翻出。不可勉强完整切除,以免损伤肿瘤周围的脑组织,尤其是侧脑室壁。

(4)避免出血流入对侧脑室或第三脑室。止血要彻底。

(5)严密缝合硬脑膜,脑室内可不必放置引流管。若放置引流,一般不超过3~5日。

六、嗅沟脑膜瘤

嗅沟脑膜瘤是指基底位于颅前窝底筛板(硬脑膜)的一类颅底脑膜

瘤,约占颅内脑膜瘤的 8%～13%,女性发病多于男性,男女比例约为
1:1.2。嗅沟脑膜瘤的瘤体可向两侧或偏一侧膨胀性生长。

【诊断标准】

1.临床表现

(1)颅内高压症状和体征出现较晚,出现症状时肿瘤体积多已
很大。

(2)神经功能障碍

①嗅觉障碍:嗅沟脑膜瘤早期即可有单侧嗅觉逐渐丧失,但不易
觉察。

②视力障碍:可因颅内压增高或肿瘤压迫视神经所造成。

③精神症状:额叶底面受累的结果,表现为性格改变、记忆力减退
和个性消失,也可出现兴奋、幻觉和妄想。老年患者可表现为抑郁。

④癫痫和震颤:少数患者可有癫痫发作。肿瘤晚期,压迫内囊或基
底节,患者出现锥体束征或肢体震颤。

⑤其他:肿瘤向鼻腔生长,患者可因鼻出血而就诊。

2.辅助检查

(1)头部 X 线:可见颅前窝底包括筛板和眶顶骨质吸收变薄或消蚀
而轮廓模糊。也可为筛板和眶顶骨质增生。

(2)头部 CT 和 MRI:MRI 可清晰地显示肿瘤与周围神经血管组织
(如视神经、额叶、大脑前动脉等)的关系。CT 能比 MRI 更好地反映颅
底的骨性改变。

(3)脑血管造影:侧位像示大脑前动脉垂直段弧形向后移位。大部
分患侧筛动脉、眼动脉增粗,远端分支增多或呈栅栏状向颅前窝供血。

【治疗原则】

1.手术前评估

(1)需对患者的年龄、一般状况及心肺、肝肾功能等全身情况进行
评估。

(2)根据影像学分析肿瘤的范围、瘤周脑水肿程度、肿瘤与视神经

和大脑前动脉筹主要结构的关系,以及肿瘤是否突入筛窦、额窦等情况,进而制定适合的手术方案,包括手术入路的选择、手术中的难点和相应的处置,以及术后可能的并发症。并将以上告知患者和家属。

(3)手术后无法恢复和避免嗅觉障碍。术前视力极差(如眼前指动)或已丧失者,手术后视力恢复的可能性不大,甚至反而加重。

2.手术操作

(1)手术入路:单侧额部开颅和双侧额部开颅两种手术入路,经硬脑膜内切除肿瘤。

①需最大程度地暴露颅前窝底的中线部分。患者仰卧位,头部后仰30°,有利于额叶底面从颅前窝底自然下垂,减少术中对脑组织牵拉。

②骨窗前缘应尽量靠近颅前窝底。

③如额窦开放应仔细封闭,以防术后脑脊液鼻漏。

④为保护上矢状窦,可在窦两侧分别钻孔,钻孔后用剥离子尽可能剥离骨孔周围的硬脑膜,用铣刀铣开骨瓣。骨瓣翻起时仔细剥离骨板下的上矢状窦,将骨瓣游离取下。

⑤硬脑膜和上矢状窦上的出血可压以明胶海绵。

⑥切开硬脑膜时如遇见桥静脉应尽可能游离保护,必要时可用双极电凝烧断。

(2)脑脊液漏与颅底重建

①筛板处不可过分的搔刮,以防硬脑膜和筛板被破坏,造成手术后脑脊液鼻漏。但若该处硬脑膜甚至骨质已被肿瘤侵犯,应将之切除后用适当材料修补。

②颅底骨缺损处用钛板等修补。硬脑膜缺损用自体筋膜或其他材料修复。

3.术后并发症及处理

(1)脑脊液鼻漏和颅内感染

①严密封闭开放的额窦。

②筛窦开放后行颅底重建。

③抗炎治疗。

（2）手术后癫痫：抗癫痫治疗。

4.脑动脉损伤

（1）若动脉周围的蛛网膜尚完整可在显微镜下仔细分离。

（2）直视下分离肿瘤周边，尽量避免盲目牵拉肿瘤，以防粘连动脉或其分支被撕断。

（3）如粘连紧密，必要时残留部分肿瘤。

5.视力视野障碍

（1）避免牵拉等操作直接损伤视神经、视交叉。

（2）尽可能保护视交叉和视神经的供血血管，这甚至比保护视路的解剖完整更重要。

七、鞍区脑膜瘤

鞍区脑膜瘤又称鞍上脑膜瘤，包括起源于鞍结节、前床突、鞍隔和蝶骨平台的脑膜瘤。

【诊断标准】

1.临床表现

（1）头痛：多以额部为主，也可以表现为眼眶、双颞部疼痛。

（2）视力视野障碍：鞍旁脑膜瘤患者几乎都有不同程度的视力视野障碍，其中约80%以上的患者以此为首发症状。视野障碍以双颞侧偏盲或单眼失明伴另一眼颞侧偏盲多见。眼底检查可见 Foster - Kennedy 综合征。原发视神经萎缩可高达80%，严重时双侧萎缩。

（3）精神障碍：可表现为嗜睡、记忆力减退、焦虑等，可能与肿瘤压迫额叶底面有关。

（4）内分泌功能障碍：如性欲减退、阳痿和闭经。

（5）其他：个别患者以嗅觉丧失、癫痫、动眼神经麻痹为主诉就诊。

2.辅助检查

(1)头部 X 线:可见鞍结节及其附近的蝶骨平台骨质呈结节样增生,有时还可见鞍背骨质吸收,偶尔可见垂体窝变大,类似垂体腺瘤的表现。

(2)脑 CT 和 MRI

①鞍旁脑膜瘤在 CT 片上可见蝶鞍部等密度或高密度区,注射对比剂后肿瘤影像明显增强,骨窗像可见鞍结节骨质密度增高或疏松。

②对可疑鞍区病变者,多首先采用 MRI 检查。MRI 检查可更清晰地显示肿瘤与视神经、颈内动脉及颅骨之间的关系。矢状、冠状扫描可以判断肿瘤与蝶鞍、视交叉的关系。

③对鞍上高密度病变,应注意经脑血管造影与动脉瘤相鉴别,以防术中意外。

(3)脑血管造影:典型征象:正位像显示大脑前动脉抬高,双侧前动脉起始段合成半圆形。通常眼动脉可增粗并有分支向肿瘤供血,肿瘤染色明显。

【治疗原则】

1.手术入路

(1)经额底入路。

(2)翼点入路。

(3)经半球间(前纵裂)入路。

2.肿瘤切除

(1)先处理肿瘤基底,切断肿瘤的供应动脉。

(2)对于较大的肿瘤,不可企图完整切除,应先做瘤内分块切除,以减小肿瘤体积。

(3)边分离便切除肿瘤壁,一般先分离对侧视神经和视交叉,再分离同侧视神经和视交叉,包绕颈内动脉或其分支的脑膜瘤不必勉强切除,以免损伤而造成严重后果。

（4）肿瘤较大时，其后方常与下丘脑和前动脉（包括其分支和前交通动脉）粘连，分离时应注意小心保护。

（5）手术能全切肿瘤是最理想的，但有时因肿瘤大，与视神经和颈内动脉粘连紧密，若存在患者高龄等不利因素，全切鞍旁脑膜瘤常有困难。在这种情况下，不应勉强全切，可尽量被膜内切除肿瘤，达到视神经充分减压的目的。

3.手术后并发症

（1）视神经损伤：手术前视力越差，视神经耐受手术创伤的能力就越弱。手术中不要勉强切除紧贴在视神经上的残存肿瘤。但即使如此，难免造成原已很差的视力进一步恶化。

（2）嗅神经损伤。

（3）血管损伤：肿瘤较大时可压迫甚至包裹颈内动脉、前交通动脉、大脑前和大脑中动脉及其穿支等。手术中分离被肿瘤包裹的血管或大块切除肿瘤时，可能发生血管的损伤。一旦发生重要动脉的损伤，要尽量显微手术修复。另外，手术中的操作还可能造成脑血管痉挛，同样可以引发手术后脑梗死。

（4）下丘脑和垂体柄损伤：表现为意识障碍、高热和电解质紊乱，后果严重，患者可有生命危险。常因肿瘤较大，侵犯下丘脑和垂体柄或其供血动脉，分离肿瘤时造成直接或间接（血管损伤或痉挛）损伤。每日至少2次电解质检查，调节电解质紊乱；记录24小时尿量，若患者每小时尿量超过200ml，持续2～3小时，应给予鞣酸加压素注射液或弥凝治疗（应注意从小剂量开始，防止出现尿闭）；高热患者给予冰毯降温；激素替代治疗等。

（5）脑脊液鼻漏：多见于术中额窦或筛窦蝶窦开放，可继发感染（脑膜炎）而造成严重后果。术中需严密封闭额窦，仔细修复颅底硬脑膜和颅骨的缺损。一旦出现可给予预防性抗炎治疗，同时行短期腰椎穿刺脑脊液引流，多数可自愈。不能自愈者应设法修补。

八、蝶骨嵴脑膜瘤

蝶骨嵴脑膜瘤是指起源于蝶骨大、小翼骨缘处的脑膜瘤,占全部颅内脑膜瘤的 10.96％。男女患病比例约为 1：1.06。蝶骨嵴脑膜瘤分为内、中、外侧 3 型。蝶骨嵴内 1/3 脑膜瘤又称作床突脑膜瘤,临床表现与鞍旁脑膜瘤相似。

【诊断标准】

1.临床表现

(1)颅内压增高:一般不作为首发症状,肿瘤较大时无论哪一型蝶骨嵴脑膜瘤均可出现。

(2)局部症状和体征:取决于肿瘤生长的部位和方向。

①视力和视野障碍:内侧型多见。肿瘤早期可直接压迫视神经,并造成视神经孔和视神经管的硬脑膜和骨质破坏,进一步导致视神经受累,甚至失明。

②眼球突出:肿瘤向眼眶内或眶上裂侵犯,眼静脉回流受阻所致。

③脑神经功能障碍:内侧型脑膜瘤常可累及鞍旁走行的脑神经,包括第Ⅲ、Ⅳ、Ⅵ及第一支的脑神经损害,表现类似海绵窦综合征,如瞳孔散大、光反射消失、角膜反射减退及眼球运动障碍等。

④精神症状。

⑤癫痫发作:主要表现为颞叶癫痫。

⑥局部骨质改变:外侧型蝶骨嵴脑膜瘤可侵犯颞骨,出现颧颞部骨质隆起。

⑦对侧肢体力弱。

⑧其他:如嗅觉障碍。

2.辅助检查

(1)头部 CT 和 MRI:以蝶骨嵴为中心的球形生长的肿瘤,边界清晰,经对比加强后肿瘤影明显增强。CT 检查还可显示蝶骨骨质破坏或增生和有无钙化等情况。MRI检查可显示肿瘤与周边软组织的关系，包括脑叶、颈内动脉、大脑前、中动脉、视神经等。

（2）脑血管造影：显示肿瘤的供血动脉，肿瘤与主要血管的毗邻关系。

【治疗原则】

1. 手术前评估

（1）需对患者的年龄、一般状况，以及心、肺、肝、肾功能等全身情况进行全麻手术耐受能力的评估。

（2）根据患者的临床症状和体征，结合影像资料评估手术难度和可能的并发症，肿瘤是否可以全切除等。

①MRI检查可以确定肿瘤与周围组织的关系，脑膜瘤边界清楚、蛛网膜完整者，手术中较易分离。

②广泛切除受累的颅底骨质及硬脑膜，可以防止手术后肿瘤复发。但需要颅底重建，防止术后脑脊液漏。

③内侧型肿瘤可包绕视神经和颈内动脉或侵犯眶上裂和海绵窦，常常不能全切除。手术后往往还会残留一些症状，而有些神经功能障碍甚至加重。

④对于内侧型肿瘤，年轻患者出现较重的临床症状或影像学显示肿瘤处于生长状态应选择手术。老年患者手术后并发症和死亡率都较高，选择手术应慎重。肿瘤若较小可观察，伴有明显症状者可考虑行放射治疗。对外侧型肿瘤，一般均考虑手术。

2. 手术入路　　无论是内侧型抑或外侧型蝶骨嵴脑膜瘤，目前多采用以翼点为中心的额颞部入路（翼点入路或改良翼点入路）。

3. 手术操作

（1）肿瘤暴露：分离外侧裂暴露肿瘤，减少对脑组织牵拉。大脑中动脉及其分支与肿瘤的关系。如肿瘤外面覆盖一薄层脑组织，难以完好保留时，可将这层脑组织切除以便于暴露肿瘤。

（2）肿瘤切除

①对于直径大于 2cm 的内侧型肿瘤，分块切除，以免损伤重要的血管和神经组织。

②先处理肿瘤基底。若瘤体阻挡基底的处理，也可先在肿瘤内分块切除，待基底显露后再切断肿瘤供血。

③沿肿瘤外周分离，注意保护颈内动脉、大脑前、大脑中动脉的主干和分支、视神经、下丘脑和垂体柄等重要结构。如分离困难，可残留与之粘连的部分瘤壁，严禁强求分离而给患者造成严重的后果。

④保护颈内动脉，一旦颈内动脉破裂，可先以海绵、肌肉压迫止血，同时在患者颈部压迫颈动脉，降低颈动脉压，在显微镜下缝合修补；或利用环绕动脉瘤夹修复破裂的颈内动脉。如均不奏效，只得结扎颈内动脉，同时行颞浅动脉与大脑中动脉分支吻合以减轻术后脑缺血损害程度。

⑤修补硬脑膜：肿瘤切除后检查硬脑膜的破损程度，可选用自体骨膜、筋膜、阔筋膜或人工硬脑膜等修补，严密缝合，防止手术后脑脊液漏。

⑥若术后不需脑脊液引流（为防止脑脊液漏），手术结束时拔除腰椎穿刺引流管。

4.术后并发症及处理

（1）手术后颅内压增高：手术后颅内血肿、脑水肿、脑挫伤和脑梗死等都可能出现颅内压增高，情况严重者若不能及时发现和处理可引起脑疝和生命危险。应密切观察，必要时行 CT 扫描。加强脱水和激素治疗，保守治疗不能控制病情时应及时手术清除血肿和水肿坏死的脑组织，必要时行去骨瓣减压术。

（2）手术后癫痫。

（3）手术后脑梗死。

（4）深静脉血栓形成和肺栓塞。

（5）对于未能全切的内侧型蝶骨嵴脑膜瘤的患者，手术后可辅以放射治疗,以延长肿瘤复发的时间。如肿瘤复发,可考虑再次手术切除。

九、海绵窦脑膜瘤

海绵窦脑膜瘤是指发生于海绵窦壁或累及海绵窦的脑膜瘤。手术切除困难,难以彻底,术后并发症多。

【诊断标准】

1.临床表现

(1)头痛:原发海绵窦脑膜瘤症状出现较早,头痛可能是本病的早期症状。

(2)脑神经功能障碍:累及走行于海绵窦的脑神经可出现相应症状和体征,第Ⅲ、Ⅳ、Ⅴ和Ⅵ脑神经麻痹常见,如眼外肌麻痹、三叉神经的第一或第二支分布区疼痛。肿瘤压迫视神经可出现视力视野障碍等。

(3)眼球突出。

(4)来自颅底其他部位的脑膜瘤累及海绵窦者,患者早期先有肿瘤原发部位的症状,而后逐渐出现海绵窦受损害的症状。

2.辅助检查

(1)头部 CT 和 MRI:根据肿瘤的部位和脑膜瘤的典型表现可以早期诊断海绵窦脑膜瘤。注意区分原发海绵窦脑膜瘤与继发海绵窦脑膜瘤,后者肿瘤较大,可能合并骨质破坏、周围脑水肿和脑组织受压等表现。

(2)脑血管造影:可了解颈内动脉与肿瘤的关系,如颈内动脉的移位或被包绕、虹吸弯增大等,同时有助于了解肿瘤的供血情况。此外,脑血管造影还有助于与海绵窦血管瘤相鉴别。

【治疗原则】

1.治疗方法的选择　一般有以下 3 种。

(1)临床观察。

(2)放射治疗。

（3）手术治疗（或"手术＋放射治疗"的综合治疗）

①无论患者的年龄，只要症状轻微，均可暂时予以观察，定期做临床和影像学 CT、MRI 检查随访。一旦发现肿瘤有进展变化，再考虑放射治疗或手术治疗。

②症状明显的老年患者和手术后复发肿瘤建议行放射治疗。

③若患者一般状况许可且海绵窦症状逐渐加重，在患者对病情、手术治疗目的，以及手术后可能发生并发症表示理解和接受的前提下，可考虑手术治疗。

2.手术治疗

（1）手术入路：常用入路包括以下 2 种。

①翼点入路：可通过切断颧弓来减小对脑组织的牵拉。

②颅眶颧入路。

（2）手术原则

①不可强求完全切除肿瘤。如果手术中解剖结构不清楚或肿瘤与脑神经和颈内动脉等重要结构粘连紧密，全切肿瘤会不可避免地造成损伤，可行肿瘤次全或大部切除，手术后再辅以放射治疗。

②切除海绵窦内的肿瘤时如发生出血，应注意判断出血来源，静脉窦的出血使用明胶海绵、止血纱布等止血材料或肌肉填塞，不难控制；若系颈内动脉破裂出血，则需设法修补。

十、桥脑小月角脑膜瘤

桥脑小脑角脑膜瘤主要是指起源于岩骨后面（内听道后方）的脑膜瘤。在桥脑小脑角肿瘤中，继听神经瘤和胆脂瘤之后，居第三位。

【诊断标准】

1.临床表现

（1）肿瘤生长缓慢，早期症状不明显。

（2）颅内压增高：多见于后期肿瘤较大时。

（3）局部神经功能障碍

①听神经损害居首位，表现为耳鸣和听力下降。

②面肌抽搐或轻、中度面瘫。

③面部麻木，角膜反射消失，颞肌萎缩，个别患者以三叉神经痛为主诉。

④小脑症状和体征，包括走路不稳、粗大水平眼震，以及患侧肢体共济失调。

⑤后组脑神经功能障碍，包括声音嘶哑、饮水呛咳、吞咽困难等。

2.辅助检查

（1）头部 CT 和 MRI

①诊断桥脑小脑角脑膜瘤首选 MRI 检查。

②桥脑小脑角脑膜瘤在 MRI 上边界清楚，呈卵圆形，基底附着宽；不增强时多呈等 T_1 和等 T_2 信号，注射对比剂后出现明显均一强化；往往与小脑幕有粘连。MRI 可清晰地显示肿瘤与周围结构的关系，特别是对脑干和基底动脉的压迫情况。

③CT 可能显示肿瘤内钙化，岩骨骨质破坏或增生，内听道一般不扩大（可借以与听神经瘤相鉴别），有时可见岩骨尖骨质增生或破坏。

（2）脑血管造影：正位像可以显示大脑后动脉及小脑上动脉向内上移位，肿瘤向斜坡发展时，基底动脉向对侧移位。侧位像可见小脑后下动脉向下移位，同时可见肿瘤染色。目前一般不再采用脑血管造影来诊断桥脑小脑角脑膜瘤。

【治疗原则】

1.治疗方法的选择

（1）对症状轻微的桥脑小脑角脑膜瘤患者，可以手术，也可随访观察。

（2）肿瘤较小（<3cm）或患者不能耐受全麻手术或患者拒绝手术时，可考虑立体放射外科治疗。

（3）肿瘤较大（>3cm），患者症状明显或患者虽尚无症状，但肿瘤增长较快,出现进展性神经功能损失时,建议手术治疗。

2.手术治疗

(1)手术入路

①枕下乙状窦后入路。

②颞底经小脑幕入路。

(2)手术操作(以乙状窦后入路为例)

①自后向前电凝分离肿瘤与小脑幕岩骨后的附着处,阻断肿瘤的供血。

②当第Ⅸ、Ⅹ对脑神经包绕肿瘤时,应仔细分离避免损伤。如肿瘤较大,与附近的神经或动脉粘连紧密,应先做肿瘤内分块切除(超声吸引器),待肿瘤体积缩小后再继续分离,最后将肿瘤壁取出。

③切除受累的硬脑膜和小脑幕,切除困难时可用双极电凝或激光处理,防止肿瘤复发。

④有条件在神经导航下切除桥脑小脑角脑膜瘤,可减少对重要神经血管的损伤,提高手术效果。

⑤应尽量靠近肿瘤侧电灼和剪断肿瘤供血动脉。在切除肿瘤时注意岩静脉、小脑上动脉、小脑前下动脉、小脑后下动脉、内听动脉、脑干和周围的脑神经的辨认和保护。如果肿瘤与脑神经和动脉粘连甚紧,不应勉强切除肿瘤,采用双极电凝或激光烧灼残存的肿瘤组织。

⑥术中神经电生理监测有助于面、听神经和三叉神经的辨认和保护。

⑦术中对脑干、三叉神经或后组脑神经的刺激可引起明显的心率、血压改变,严重时应暂停手术。

3.术后并发症

(1)脑神经功能障碍:如面神经瘫痪、听力丧失、同侧三叉神经分布区的感觉障碍等,个别患者还可出现面部疼痛。后组脑神经功能障碍时,患者咳嗽反射减弱或消失,可引起误吸,必要时行预防性的气管切开。

(2)脑脊液漏:多由于硬脑膜缝合不严密或乳突气房封闭不严引起。可行腰椎穿刺引流脑脊液缓解。必要时行二次手术修补。

(3)小脑挫伤、水肿,甚至血肿:由于术中对小脑牵拉较重所致。严重时可导致患者呼吸骤停。术中若发现小脑组织异常肿胀,应及时探明原因,必要时切除挫伤水肿的小脑组织,清除血肿。术后严密观察病情变化,必要时复查 CT,如证实颅内血肿或严重脑水肿(肿胀),应及时行二次手术处置。

十一、岩骨斜坡区脑膜瘤

岩骨斜坡区(岩斜区)脑膜瘤是指基底位于三叉神经节压迹以下,内耳门以内和颈静脉结节以上区域的脑膜瘤。临床不少见,约占全部颅内脑膜瘤的 6.47%。以女性居多,男女比例约为 1:4。

【诊断标准】

1.临床表现

(1)颅内压增高症状和体征:头痛是本病的常见症状,就诊时多有视乳头水肿。

(2)多组脑神经功能障碍。

①第Ⅳ脑神经损害常见,患者出现面部麻木、颞肌萎缩和角膜反射消失。

②眼球运动障碍。

③听力障碍。

④周围性面瘫。

⑤肿瘤向下发展可侵犯后组脑神经,出现咽反射消失、饮水呛咳和吞咽困难。

(3)共济障碍:肿瘤压迫小脑和桥臂所致,表现步态不稳、肢体共济失调等。

(4)肢体运动障碍和椎体束征:多由脑干受压所致。

2.辅助检查

(1)头部 X 线:可见岩斜区骨质增生或吸收,偶见瘤内钙化。

(2)头部 CT 和 MRI:能清晰地显示肿瘤并确定诊断。

(3)脑血管造影:可见基底动脉明显向背侧和对侧弧形移位,管径变细。

【治疗原则】

1.手术前评估

(1)需对患者的年龄、一般状况,以及心、肺、肝、肾功能等全身情况进行全麻手术耐受能力的评估。

(2)根据临床和影像学资料等,选择适当的手术入路,评估肿瘤全切除的可能性,并向家属说明术后可能的并发症。

(3)通过 T_2 相信号高低可初步判断肿瘤的软硬。脑干与肿瘤界面消失伴有脑干 T_2 相信号增高,表示两者粘连较紧,肿瘤已破坏脑干表面的软脑膜,且供应脑干的血管参与肿瘤的供血,术中分离困难,预后不好。

(4)由于术前多数患者症状较轻,但手术切除难度大,术后并发症较多,术前应反复向患者及家属交代以上情况,达成共识。

2.手术入路

(1)颞下经小脑幕入路:传统入路,操作较为简单,可通过磨除岩嵴来增加对岩尖区的显露。但对颞叶牵拉较多,Labbe 静脉损伤的可能性大。

(2)枕下乙状窦后入路:传统入路,为神经外科医师所熟悉。缺点是必须通过面、听神经和后组脑神经之间的间隙切除肿瘤,路径较长,且对脑干腹侧显露较差。

(3)乙状窦前入路:是切除岩斜区脑膜瘤可选择的入路之一。通过不同程度的岩骨磨除可分为乙状窦前迷路后入路、经迷路入路和经耳蜗入路 3 种。此入路的优点在于对颞叶的牵拉小,Labbe 静脉保护好;到达肿瘤的距离短;对脑干腹侧显露好;可早期处理肿瘤基底,切断肿瘤供血,减少出血等。若患者存在有效听力,术中应尽量避免损伤半规管和内淋巴囊。骨腊严密封闭岩骨气房,防止脑脊液漏。

3.分离和切除肿瘤

(1)手术显微镜下先进行瘤内分块切除,得到足够的空间后即开始利用双极电凝处理肿瘤基底。

(2)主要在三叉神经前、后间隙,严格沿肿瘤与脑干之间的蛛网膜界面分离。

(3)分块切除肿瘤,严禁因力求完整切除而增加对脑神经和脑干的牵拉。

(4)术中应仔细辨认和保护基底动脉及其供应脑干的分支。

(5)如果肿瘤与脑干粘连紧密,可残存少量肿瘤组织,不要为全切肿瘤而造成术后严重的并发症。

(6)切开麦氏囊可切除侵入海绵窦的部分肿瘤。

4.手术并发症

(1)脑神经功能障碍滑车神经、外展神经、三叉神经受损的几率较高,其次是面、听神经和后组脑神经功能障碍。

(2)肢体运动障碍。

(3)共济障碍。

(4)脑脊液漏原因是手术中磨除岩骨时,骨蜡封闭不严。为了避免脑脊液漏,手术中还需严密缝合硬脑膜,必要时,用肌肉或脂肪填塞。手术后一旦发生脑脊液漏,可采用腰椎穿刺脑脊液持续引流。

(5)脑挫伤、脑内血肿、Labbe 静脉损伤等术中应避免颞叶的过度牵拉。

(6)下肢血栓和肺栓塞多因长期卧床引起,肺梗死可造成猝死。术后应鼓励患者尽早下床活动,否则应给予药物(如注射用低分子肝素钙)和弹力袜等预防措施。

十二、枕骨大孔区脑膜瘤

枕骨大孔区脑膜瘤是指发生于枕骨大孔四周的脑膜瘤。此类脑膜瘤较少见，多发生于枕骨大孔前缘，向后可造成对延髓和上颈髓的压迫。女性患病多见。

【诊断标准】

1.临床表现

（1）病程较长，发展缓慢。

（2）局部症状明显，而颅内压增高症状多不常见（伴有梗阻性脑积水时可出现）。

①颈部疼痛最常见的早期临床表现，往往发生于一侧。

②肢体力弱和（或）麻木，伴锥体束征。单侧或双侧上肢多见，可伴有肌肉萎缩；肢体痛觉或温度觉的减退或丧失等。

③后组脑神经功能障碍：表现有声音嘶哑、饮水呛咳、吞咽困难、一侧舌肌萎缩、伸舌偏斜等。

④平衡功能障碍如步态不稳。

2.辅助检查

（1）头部 MRI：是诊断枕大孔区脑膜瘤的首选和必要的检查。根据脑膜瘤的典型影像学特点多可明确诊断。

（2）脑血管造影：显示肿瘤与椎动脉及其分支的关系。

3.手术前评估

（1）需对患者的年龄、一般状况，以及心、肺、肝、肾功能等全身情况进行全麻手术耐受能力的评估。

（2）根据临床和影像学资料等，选择适当的手术入路，评估术中难点和术后可能的并发症，并向家属说明。如因肿瘤与脑神经、椎动脉或延髓粘连紧密而无法完全切除；术后因吞咽困难需鼻饲饮食，呼吸功能障碍需气管切开，肢体活动障碍（甚至四肢瘫）而可能长期卧床等。

　　MRI检查可清晰地显示肿瘤的部位和生长方向、延髓受压程度,以及肿瘤与周边组织的关系。通过 T_2 相信号高低可初步判断肿瘤的软硬。延髓与肿瘤界面消失伴有延髓 T_2 相信号增高,表示肿瘤已破坏延髓表面的软脑膜,两者粘连较紧,分离困难,预后不好。

【治疗原则】

　　1.手术入路

　　(1)枕下正中入路:适合于肿瘤位于延髓背侧和背外侧者。

　　(2)远(极)外侧入路:目前处置枕大孔区脑膜瘤最常用的入路。可直视延髓腹侧和枕大孔前缘,适合位于延髓腹侧和腹外侧的脑膜瘤。利用该入路可早期处理肿瘤基底,切断肿瘤血供,同时对延髓牵拉小。可选择性磨除枕髁后 1/3(远外侧经髁入路)而进一步增加对延髓腹侧的显露。

　　(3)经口腔入路:适合延髓腹侧肿瘤。因脑脊液漏发生率高,显露有限,目前已很少使用。

　　2.分离和切除肿瘤

　　(1)手术显微镜下先进行瘤内分块切除,得到充分的空间后利用双极电凝处理肿瘤基底。

　　(2)肿瘤血供切断后会变软,再严格沿肿瘤与延髓之间的蛛网膜界面将肿瘤向外方牵引分离。

　　(3)遵循"边处理基底,边分离,边切除"的原则分块切除肿瘤。严禁因力求完整切除而增加对延髓的牵拉和压迫。

　　(4)在显微镜下仔细分离和保护脑神经和重要血管。

　　(5)如果肿瘤与延髓或椎动脉等重要结构粘连紧密,可残存少量肿瘤组织,不要为全切肿瘤而损伤这些重要结构,造成术后严重的并发症。

　　3.术后并发症及处理

　　(1)呼吸障碍:主要是由于延髓直接或间接(血管痉挛)损伤导致呼吸中枢功能障碍或膈肌运动障碍所致。建议早期行气管切开,保持呼吸道通畅,必要时行呼吸机辅助通气。

(2)后组脑神经损伤:表现为饮水呛咳、吞咽困难、咳嗽反射低下(可导致误吸)等,可给予鼻饲饮食,保持呼吸道通畅。

(3)肢体运动和感觉障碍:延髓损伤或椎动脉痉挛等原因所致。按摩和被动锻炼可防止关节和韧带僵硬萎缩。高压氧治疗对于肢体功能的恢复有一定帮助。因长期卧床,应使用药物(如注射用低分子肝素钙)和弹力袜防止下肢血栓形成和肺栓塞。

十三、恶性脑膜瘤

恶性脑膜瘤是指某些脑膜瘤具有恶性肿瘤的特点,表现为肿瘤在原部位反复复发,并可发生颅外转移,占所有脑膜瘤的 0.9% ~10.6%。发生转移是恶性脑膜瘤的特征之一。

【诊断标准】

1.临床表现

(1)平均发病年龄明显低于良性脑膜瘤。

(2)病程较短,进展快。

(3)头痛等颅内压增高症状明显。

(4)癫痫。

(5)局部神经功能障碍,如偏瘫等。

(6)好发于大脑凸面和上矢状窦旁。

2.病理学特点

(1)病理评分与分级:世界卫生组织(WHO)根据组织病理学特点,将脑膜瘤分为 4 级,其中第 3 级为恶性脑膜瘤,第 4 级为脑膜肉瘤。

(2)转移:恶性脑膜瘤可发生颅外转移,主要包括肺、骨骼肌肉系统,以及肝和淋巴系统。肿瘤侵犯静脉窦、颅骨、头皮,可能是造成转移的原因。另外,恶性脑膜瘤也可经脑脊液播散种植。

3.影像学检查　头部 CT 和 MRI 检查除脑膜瘤的一般特点外,恶性脑膜瘤多呈分叶状,可伴有明显的瘤周水肿,而无肿瘤钙化。

【治疗原则】

1.手术切除

(1)目的是延长生存时间。

(2)复发恶性脑膜瘤,根据患者状况可考虑再次手术切除。

(3)广泛切除受累硬脑膜,并对周围的脑组织使用激光照射,可在一定程度上延缓肿瘤复发时间。

2.放射治疗　通常作为手术后的辅助治疗,包括外放射治疗和同位素肿瘤内放射治疗,在一定程度上可延缓恶性脑膜瘤的复发。

第二节　垂体腺瘤

垂体腺瘤是属于内分泌系统的一种肿瘤,其发病率仅次于胶质瘤和脑膜瘤,位列颅内肿瘤的第3位。绝大多数的肿瘤发生在腺垂体,呈灰白色,多数肿瘤质地较软,与周围的正常组织分界明显;垂体大腺瘤常将正常垂体组织挤向一旁,使之萎缩。

【诊断标准】

1.临床表现

(1)病史:症状与肿瘤类型及生长方向有关。无分泌功能的腺瘤,多向鞍上及鞍外发展,患者多有神经损伤症状;分泌性腺瘤早期可以出现相关内分泌症状。

(2)头痛:多数无分泌功能的腺瘤可有头痛的主诉,早期系肿瘤向上发展牵拉鞍隔所致,当肿瘤穿破鞍隔后症状减轻或消失。而 GH 型腺瘤则头痛症状明显而持久、部位不固定。

(3)视神经受压:肿瘤将鞍隔顶起或穿破鞍隔向鞍上生长可压迫视神交叉,产生视力及视野改变,如视力减退及双颞侧偏盲。

(4)内分泌功能紊乱:多数功能性垂体腺瘤分泌下列激素。

①泌乳素:最常见的内分泌腺瘤,可导致女性患者停经-泌乳综合

征,男性患者阳痿及无生育功能,以及骨质疏松。

②促肾上腺皮质激素:又称促皮质激素,即 Cushing 病,ACTH 升高可导致如下病症。

内源性高皮质激素血症:由高皮质激素血症引起的一系列改变。为确定 Cushing 综合征的病因,可行地塞米松抑制实验。

Nelson's 综合征:Cushing 病行肾上腺切除的患者中有 10%～30%出现色素沉积过多(通过促黑色素激素与 ACTH 之间交叉反应)。

③生长激素分泌异常可导致成人肢端肥大,表现为手、足增大,脚后跟增厚、前额隆起、巨舌、高血压、软组织肿胀、周围神经卡压综合征、使人衰弱的头痛、出汗过多(尤其是手掌)及关节痛。25%的肢端肥大患者出现甲状腺肿,但化验检查正常。儿童(在骨骺闭合前)GH 水平的升高可导致巨人症。

④极少垂体腺瘤可分泌促甲状腺素,导致甲状腺功能亢进。

2.实验室检查

(1)血生化检查注意:是否伴发糖尿病等内分泌疾病。

(2)内分泌学检查:通常采用放射免疫法测定激素水平,包括催乳素、生长激素、促肾上腺皮质激素、促甲状腺激素、促卵泡素、黄体生成素、促黑激素、三碘甲腺原氨酸、四碘甲腺原氨酸、促甲状腺激素。垂体激素的分泌呈脉冲性释放,有昼夜节律的改变,因此单项基础值不可靠,应多次、多时间点抽血检查。对疑为 ACTH 腺瘤患者,常需检测血浆皮质醇、24 小时尿游离皮质醇,以及行地塞米松抑制试验及 ACTH 刺激试验。

3.辅助检查

(1)视力及视野的检查。

(2)影像学检查

①头部 X 线片或蝶鞍断层检查:要求有正侧位,了解蝶鞍大小、鞍背、鞍底等骨质破坏的情况。

②头部 CT:应行轴位及冠状位检查,薄层扫描更有意义。以了解

额窦及蝶窦发育状态、蝶窦纵隔的位置及蝶鞍区骨质破坏的情况、肿瘤与蝶窦的关系、有无钙化等。

③头部 MRI：了解肿瘤与脑池、海绵窦、颈内动脉、第三脑室的关系；对微腺瘤的诊断更有意义。动态强化扫描对寻找微腺瘤更有意义。

④脑血管造影检查：主要用于除外鞍旁动脉瘤。

⑤视觉诱发电位（VEP）检查：协助判断视路的损害情况。

4.鉴别诊断

（1）颅咽管瘤：小儿多见，首发症状常为发育矮小、多饮多尿等内分泌异常表现，CT 扫描肿瘤多呈囊性，伴周边钙化，或较大的钙化斑为其特征。头部 MRI 检查可见垂体信号，蝶鞍扩大不明显，通常多向鞍上生长。

（2）脑膜瘤：成年人多见，内分泌学检查正常，CT 及 MRI 检查为均匀信号强度的病变，明显强化，可见脑膜尾征，囊性变少见，可见垂体信号。

（3）床突旁动脉瘤：无明显内分泌障碍。CT 及 MRI 检查可见正常垂体信号，鞍旁可有或无钙化，混杂信号强度。明确诊断需 DSA 检查。

（4）视神经胶质瘤：少儿多见，主要表现为明显视力下降，无内分泌异常表现，可合并神经纤维病变的表现。

（5）脊索瘤：好发于颅底中线部位的肿瘤，常有脑神经损害的表现，CT 及 MRI 检查示肿瘤位于斜坡可侵及蝶窦，但较少向鞍上生长，可见骨质破坏及垂体信号。

（6）表皮样囊肿：易于鉴别，通常在 CT 及 MRI 分别表现为低密度及低信号强度病变，边界锐利，沿脑沟及脑池生长。

（7）异位生殖细胞瘤：少儿多见，首发症状为多饮多尿，垂体激素水平正常或低下。

（8）空泡蝶鞍综合征：有时在临床表现上与垂体腺瘤无法鉴别。但CT 及 MRI 检查可见同脑脊液样信号强度相同病变限于鞍内，无鞍上发展。

(9)拉克氏囊肿:系颅咽管的残留组织,多表现为囊性病变,内分泌异常表现少见。

(10)垂体脓肿:甚为少见,其特征为头部 CT 或 MRI 检查可见明显的环状强化影像。可有或无手术史、全身感染史。

5.临床分类

(1)按有无内分泌功能

①功能性腺瘤包括 GH 型垂体腺瘤、PRL 型垂体腺瘤、ACTH 型垂体腺瘤、TSH 型垂体腺瘤。

②非功能性腺瘤。

(2)按常规组织染色

①嗜酸性。

②嗜碱性。

③嫌色性。

④混合性。

(3)按照肿瘤大小

①垂体微腺瘤:指肿瘤直径＜1cm 的垂体腺瘤。

②垂体大腺瘤:肿瘤直径＞1cm 的称为大腺瘤。

【治疗原则】

1.手术治疗

(1)开颅手术入路:及适应证

①经额入路:适于肿瘤大部位于鞍上,未侵及第三脑室前部。

②经纵裂入路:适于肿瘤大部位于第三脑室前部,充满鞍上池,未侵入第三脑室。

③经胼胝体入路:适于肿瘤侵入第三脑室及(或)侧脑室,脑积水明显。

④经侧脑室入路:适于肿瘤侵入侧脑室,室间孔明显梗阻。

⑤经翼点入路适:于肿瘤向鞍旁、颅中窝底生长,并向鞍后发展者。

(2)经蝶窦入路手术

①经口-鼻-蝶入路:适于肿瘤位于鞍内或虽向鞍上生长及向蝶鞍两侧发展者。

②经鼻-蝶窦入路:适于肿瘤位于鞍内及鞍上生长者。

③经筛-蝶窦入路:适于肿瘤位于鞍内,并向筛窦发展者。

(3)术后处理常规经蝶窦入路:术后,由于鼻咽部渗血渗液,为防止误吸,仍需保留气管内插管 2～3 小时,待患者完全清醒后,方可拔除气管内插管。术后当日应严密观察尿量,控制尿量在 250ml/h 以下。若尿量超过 8000～10000ml/24h,尿比重低于 1.005,应肌内注射垂体后叶素,抗利尿作用可达 4～6 小时,也可口服醋酸去氨加压素片治疗。无论经额还是经蝶窦术后均应注意有无脑脊液鼻漏。出院前应复查内分泌激素水平,根据检查结果,继续激素的补充或替代治疗。出院时建议患者 3～6 个月后,门诊复查 MRI 和内分泌激素水平,长期随访。

2.非手术治疗

(1)垂体泌乳素腺瘤:首选药物治疗,疗效不佳或不能耐受者可以手术治疗。

(2)垂体无功能微腺瘤:可以门诊随访,如肿瘤增大再行手术治疗。

(3)对于未婚未育者,应向家属及本人讲明,垂体腺瘤本身可以影响生育功能。

3.药物治疗原则

(1)垂体腺瘤术后,垂体功能严重低下者,应口服激素。主要有泼尼松、甲状腺素片等以替代垂体功能的不足。服药时间的长短视垂体功能恢复情况而定。

(2)病史中或手术后有癫痫发作者,应口服抗癫痫药。如苯妥英钠、卡马西平、丙戊酸钠等,至少服药 3～6 个月以上。如无发作方可考虑药物减量,并于 1～2 年内完全停药。

(3)血内分泌检查高泌乳素者,可口服甲磺酸溴隐亭片。泌乳素腺瘤:建议采用药物治疗。常用药物为甲磺酸溴隐亭片。关于此药应注意以下几点。

①它是一种半合成麦角生物碱,与正常或肿瘤催乳激素受体结合,抑制催乳素(PRL)的合成和释放及其他过程,调节细胞生长。不论泌乳素是来源于腺瘤还是正常垂体(如因垂体柄作用),甲磺酸溴隐亭片均能降低其水平。

②约75%的大型腺瘤患者在服药6~8周内可使肿瘤缩小,但是只有在坚持服药的情况下对分泌泌乳素的肿瘤才起作用。

③甲磺酸溴隐亭片可使生育能力恢复,怀孕期间坚持服药先天畸形的发生率为3.3%,自然流产率为11%,与正常情况下一致。停药可使催乳素瘤迅速长大,怀孕也可使肿瘤长大。

④副作用:恶心、头痛、疲乏、体位性低血压伴头晕、寒冷导致的血管扩张、精神萎靡、梦魇、鼻腔阻塞、肿瘤卒中等。在治疗的最初数周内副作用最明显。

生长激素水平增高者,可使用生长抑素类药物,如醋酸奥曲肽注射液。

第三节 听神经瘤

听神经瘤起源于听神经的鞘膜,应称听神经鞘瘤,为良性肿瘤,大多发生于一侧。少数为双侧者,多为神经纤维瘤病的一个局部表现。绝大多数听神经鞘瘤发生于听神经的前庭支,起于耳蜗神经支者极少。该肿瘤多先在内听道区发生,然后向小脑脑桥角发展。肿瘤包裹膜完整,表面光滑,也可有结节状。肿瘤主体多在小脑脑桥角内,表面覆盖一层增厚的蛛网膜。显微镜下主要有两种细胞成分:Antoni A 和 Antoni B 型细胞,可以一种细胞类型为主或混合存在,细胞间质主要为纤细的网状纤维组成。随肿瘤向小脑桥脑角方向生长及瘤体增大,与之邻近的脑神经、脑干和小脑等结构可相继受到不同程度的影响。往往向前上方挤压面神经和三叉神经;向下可达颈静脉孔而累及舌咽、迷走和副神经;向内后发展则推挤压迫脑干、桥臂和小脑半球。

【诊断标准】

1.临床表现

(1)病史:听神经瘤的病程较长,自发病到住院治疗时间平均期限为数月至 10 余年不等。

(2)症状:首发症状几乎均为听神经本身的症状,包括头昏、眩晕、单侧耳鸣和耳聋。耳鸣为高音调,似蝉鸣样,往往呈持续性,多同时伴发听力减退。

①耳蜗及前庭神经症状:头昏、眩晕、耳鸣和耳聋。

②头痛:枕和额部疼痛。

③小脑性共济运动失调、动作不协调。

④邻近脑神经损伤症状:患侧面部疼痛、面肌抽搐、面部感觉减退、周围性面瘫。

⑤颅内压增高:双侧视盘水肿、头痛加剧、呕吐和复视等。

⑥后组脑神经和小脑损伤症状:吞咽困难、进食发呛、眼球震颤、小脑语言、小脑危象和呼吸困难。

2.辅助检查

(1)听力试验

①电测听检查:比较准确的听力检查方法(表 2-3-1)。蓝色为气导曲线,红色为骨导曲线。正常值为 20dB。听神经鞘瘤为高频听力丧失。

表 2-3-1 听力分级

级别	描述	纯音测听(dB)	语言分辨(%)
Ⅰ	好-优	0～30	70～100
Ⅱ	有用	31～50	50～59
Ⅲ	无用	51～90	5～49
Ⅳ	差	91～最大	1～4
Ⅴ	无	测不到	0

②脑干听觉诱发电位(BAEP):检查目前最客观的检查方法。听神经鞘瘤通常为Ⅰ～Ⅲ和Ⅰ～Ⅴ波峰潜伏期延长,或除Ⅰ波外余波消失。

(2)神经影像学检查

①头部X线片:可拍摄侧位片、汤氏位片或司氏位片。以了解内听道口及岩骨破坏情况,特别是内听道口扩大最具诊断意义。

②头部CT检查:要求有CT增强像,以避免遗漏小的肿瘤,并有岩骨的骨窗像,从中可了解内听道口、岩骨的破坏情况、肿瘤性状。

③头部MRI检查:可以清楚地显示肿瘤的性状(大小、边界、血运、侵及的范围、瘤周水肿)、与周围组织的关系,特别是了解与脑干和血管的关系,有无继发幕上脑积水。

3.鉴别诊断　应与表皮样囊肿、脑膜瘤、三叉神经鞘瘤或其他脑神经鞘瘤,第四脑室肿瘤、小脑或脑干外侧肿瘤、转移瘤或其他恶性肿瘤,蛛网膜囊肿等相鉴别。

【治疗原则】

1.常用的治疗方法

(1)临床观察:密切观察症状、听力(听力测定),定期影像学检查了解肿瘤生长情况(每6个月1次CT或MRI检查,持续2年,如果稳定改为每年1次)。如症状加重或肿瘤生长＞2mm/y,在一般情况良好时建议采取手术治疗,如患者一般情况差可行立体定向放射治疗。

(2)放射治疗(单独或作为外科手术的辅助性治疗):包括外放射治疗和立体定向放射治疗。

(3)外科手术治疗。

2.选择治疗方法

(1)应考虑以下因素选择不同的治疗方法

①患者的一般情况,如年龄、主要器官功能状态,以及是否合并其他系统疾病等。

②肿瘤大小和部位。

③肿瘤发展速度。

④是否存在有用听力,是否能保留有用听力。

⑤第Ⅶ、Ⅴ脑神经功能的保留。

⑥是否为神经纤维瘤病。

⑦各种干预性治疗方法的效果(包括远期副作用)。

⑧患者的要求和意见。

(2)一般选择原则

①随访观察仅限于无占位效应症状的老年患者。

②小型肿瘤(直径≤3cm)建议手术治疗。不能耐受手术者可观察或做γ刀治疗。

③大型肿瘤(直径＞3cm)建议手术治疗。如果患者不能耐受手术或术后复发建议放射治疗。

④选择放射治疗方式时,肿瘤直径≤3cm,适合立体定向放射治疗。

3.手术入路及适应证

(1)枕下乙状窦后入路,适于Ⅰ～Ⅳ型肿瘤切除。乳突后直切口适于Ⅱ型及部分Ⅲ型肿瘤的切除。

(2)经岩骨入路是以岩骨为中心,颅中窝、颅后窝的联合入路,适于向斜坡发展的肿瘤切除。

(3)经迷路入路适用于位于内听道的小肿瘤。

听神经鞘瘤显微手术全切的标准应该是肿瘤的全切除＋面听神经的解剖保留,小肿瘤还应争取听神经功能的保留。

4.术后处理

(1)给予脱水、激素治疗,注意有出现消化道出血的可能。

(2)患者术后神志未清醒,应行头部CT检查。

(3)术后面瘫、眼睑闭合不全者,应用眼罩将眼封闭,每日涂抗生素眼膏。如发现结膜炎,可缝合眼睑。

(4)术后3天内应严格禁食,3天后可试进流食。患者术后的第一次进食,应该由医生实施,从健侧口角试喂水,严密观察有无后组脑神经损伤的表现。因吞咽呛咳不能进食,术后3天起给予鼻饲,加强营养。

(5)随诊与复查听神经鞘瘤术后主要是观察面、听神经的功能,特别是对于术前有残存听力的患者,术后听力情况更为重要,了解有无纯音听力或语言听力。

(6)对未能全切除的肿瘤者,可行 γ 刀或 X 刀治疗。

(7)面瘫严重者,可于术后 1 年内行面神经功能重建手术,如面-舌下神经吻合术。

第四节　颅咽管瘤

肿瘤来源于原始口腔外胚层形成的颅咽管残余上皮细胞,是常见的颅内先天肿瘤,各年龄均可发病,但以青少年多见。肿瘤多发于鞍上,可向下丘脑、鞍旁、第三脑室、额底、脚间前池发展。压迫视交叉、垂体,影响脑脊液循环。肿瘤多数为囊性或部分囊性,完全实质性者较少见。肿瘤囊壁由肿瘤结缔组织基质衍化而来,表面光滑。囊壁内面可见小点状钙化灶。囊内含有黄褐色或暗褐色囊液,并含有大量胆固醇结晶。显微镜下可见典型的造釉器样结构。

【诊断标准】

1.临床表现

(1)发病年龄:5～10 岁好发,是儿童最常见的鞍区肿瘤。

(2)下丘脑及垂体损伤症状:小儿较成人多见。肥胖、尿崩症、毛发稀少、皮肤细腻、面色苍白等。儿童体格发育迟缓,性器官发育不良。成人性功能低下,妇女停经、泌乳等。晚期可有嗜睡、乏力、体温调节障碍和精神症状。

(3)视力视野障碍:肿瘤位于鞍上,可压迫视神经、视交叉,甚至视束,早期即可有视力减退,多为缓慢加重,晚期可致失明。视野缺损差异较大,可有生理盲点扩大、象限性缺损、偏盲等。成人尚可见到双颞侧偏盲、原发性视神经萎缩;儿童常有视盘水肿,造成视力下降。

（4）颅内压增高症状:造成颅内压增高的主要原因是肿瘤向上生长侵入第三脑室,梗阻室间孔。颅高压在儿童除表现为头痛、呕吐外,还可出现头围增大、颅缝分离等。

（5）局灶症状:肿瘤向鞍旁发展可产生海绵窦综合征;向颅前窝发展,可有精神症状、记忆力减退、大小便不能自理、癫痫及失嗅等;向颅中窝发展,可产生颞叶损伤症状;少数病例,肿瘤向后发展,产生脑干及小脑症状。

2.辅助检查

（1）头部 X 线:鞍上有钙化斑（儿童 90％,成人 40％）。同时在儿童还可见颅缝分离,脑回压迹增多等。

（2）头部 CT:鞍上占位病变,可为囊性或为实性。多有钙化灶且有特征性的环状钙化（蛋壳样）表现。

（3）头部 MRI:鞍上占位病变。肿瘤影像清晰,实体肿瘤表现为长 T_1 和长 T_2;囊性表现取决于囊内成分,液化坏死和蛋白增高为稍长 T_1 和长 T_2,液化胆固醇为短 T_1 和长 T_2。

3.实验室检查　血内分泌检查血 GH、T_3、T_4、LH、FSH、ACTH、PRL 等检测值常低下。

4.鉴别诊断

（1）第三脑室前部胶质瘤:高颅压表现较典型,但无内分泌症状;无钙化;头部 MRI 有助诊断。

（2）生殖细胞瘤尿崩症:表现突出,但可伴有性早熟,肿瘤也无钙化。

（3）垂体腺瘤:垂体腺瘤儿童少见,一般无高颅压,无生长发育迟缓等表现,鞍区无钙化。

（4）该部位肿瘤还需与脑膜瘤、鞍旁动脉瘤等鉴别。

【治疗原则】

1.外科手术治疗

（1）全切除（根治性切除）。

（2）选择性次全切除:限制性手术后行放射治疗。

(3)囊肿穿刺(立体定向或内镜下):以改善视力,解除肿瘤压迫为主,同时可注入囊液容积半量的同位素,行瘤内或间质照射。仅适合于囊性或以囊性成分为主的肿瘤。

(4)分期手术

①全切手术前可先行瘤囊穿刺减压。

②实性肿瘤可先切除下部肿瘤,上部肿瘤可能下移至手术易于达到的部位。

③分期手术可为儿童患者赢得时间,后期行根治手术时下丘脑的耐受力增强。

2.放射治疗　外部分量放射治疗或立体定向放射治疗。外部分量放射治疗多作为手术的辅助治疗,如选择性次全切或囊穿刺。而立体定向反射外科由于是单次治疗,对肿瘤附近的下丘脑和视路可施加较大的不能接受的放射剂量而产生较大的副损伤。

3.选择治疗方法时可参考以下因素

(1)患者年龄,一般状况,肿瘤大小和范围,是否合并脑积水和下丘脑症状等。

(2)根治性手术可较好地控制肿瘤复发,但可能遗留较为严重的下丘脑功能障碍;限制性手术后肿瘤复发率较高,复发肿瘤行二次手术时,原有的神经功能障碍可能进一步加重,同时可给患者造成更多的心理和经济负担。

(3)成人下丘脑对损伤的耐受性较儿童强。

(4)放射治疗虽然也有助于控制肿瘤复发,但可影响大脑的发育,尤其是小儿。所以不主张对于年龄较小的患儿采用放射治疗,建议儿童颅咽管瘤尽可能根治性切除。放射治疗则越可能拖后越好。

(5)患者和家属的意见。

4.主要手术间隙(视交叉旁间隙)

第Ⅰ间隙:视交叉前间隙。

第Ⅱ间隙:视神经-颈内动脉间隙。

第Ⅲ间隙：颈内动脉-动眼神经间隙。

第Ⅳ间隙：终板。

第Ⅴ间隙：颈内动脉分叉后间隙。

5.手术入路及适应证

(1)经蝶窦入路：适用于鞍内颅咽管瘤。

(2)经额底入路适用于鞍上-视交叉前-脑室外生长的肿瘤。

(3)翼点入路：最常用的手术入路，适用于主体位于鞍上的肿瘤。该入路要点是充分显露视交叉前间隙，视交叉-颈内动脉间隙和颈内动脉-动眼神经间隙，利用这 3 个间隙切除肿瘤。

(4)终板入路：打开终板，可显露并切除突入第三脑室(前部)的肿瘤。

(5)经胼胝体-穹窿间入路或侧脑室入路：适合于肿瘤主体位于第三脑室内的肿瘤，由胼胝体可进入一侧侧脑室，或分开两层透明隔进入第三脑室，可直接暴露肿瘤顶部。由于儿童对于切开胼胝体反应较小，所以此入路尤为适合。成人可因切开胼胝体而出现术后缄默状态。此入路对于视交叉下，视交叉旁和鞍内显露较差。

(6)颅眶颧入路：适用范围与翼点入路基本相似，但该入路对于脑牵拉小；其显露范围与翼点入路相比较，可增加颈内动脉-动眼神经间隙和颈内动脉分叉后间隙的显露，对视交叉下方和漏斗部的观察角度增大，切除肿瘤时减小了对视神经和视束的牵拉。

6.手术后影像学评估(表 2-4-1)

表 2-4-1 颅咽管瘤术后影像学评估

术后 CT 分级		术后 MRI 分级	
1 级	正常 CT	全切除	正常 MRI
2 级	残留微小钙化斑		
3 级	残留小钙化块	次全切除	小强化病变,无占位效应
4 级	小强化病变,无占位效应		
5 级	显著强化病变,有占位效应	部分切除	显著强化病变,有占位效应

注:影像学复查时间:早期建议术后 3 天以内,否则建议术后 3 个月复查,防止术后在术区因炎性反应导致的强化表现干扰手术效果的评估

7.术后合并症及防治

(1)下丘脑损伤主要表现为尿崩症(和电解质紊乱)、高热和意识障碍。

如出现体温失调,特别是高热,应行物理降温或低温对症治疗。

术后记录 24 小时出入量,注意尿色和尿比重;术后当天及以后 3～5 日内监测血电解质,出现异常时应每日至少复查 2 次,及时调整水盐摄入量。

常见的水钠平衡失调包括以下几种。

①高渗性脱水(高钠血症):细胞外液中钠/水的相对值增加,细胞内液浓缩;临床表现多数伴有渴觉功能异常、昏迷等,严重时可导致蛛网膜下腔出血(SAH)和脑内出血。治疗原则包括补液和减少水的丢失并重。

失水量估计法:<2%(150mmol/L);2%～4%（160mmol/L）;4%～6%(>160mmol/L);计算法:[Na]浓度差×体重(kg)×4。

补液途径包括:胃肠道为主、输液为辅、速尿排钠、补充细胞外液。应保持血钠下降速度<0.05mmol/h。有条件应同时监测中心静脉压,结合尿量来指导补液量。

②尿崩症若尿量超过 250ml/h,持续 1～2 小时,尿比重低于 1.005,可诊断尿崩症。

应注意补充丢失的液体,同时结合药物治疗。常用药物:醋酸去氨加压素片。

——长效制剂,30～45 分钟起效,可维持 4～8 小时。

——药效存在个体差异。

——小剂量开始,控制尿量<150ml/h。

——给药指征连续 2 小时尿量> 200～250ml/h。

——过量引起少尿/尿闭(用速尿对抗)、水中毒。

——尿是排钠的重要途径。单纯依靠减少尿排出纠正高钠是错误的,应补水排钠并重。

③低渗性脱水/低钠血症:血钠浓度<136mmol/L。原因包括钠的丢失和(或)水的摄入过多。临床上可导致癫痫、精神障碍、脑水肿/颅压高等。

低钠血症出现时间不明患者可能已发展为症状轻微的慢性缺钠,应通过限制液体入量缓慢治疗。出现急性低钠血症的患者,有发生脑疝的危险,应迅速治疗。

钠的补充及估算如下。

估计法(g/kg):(130~135)/0.5;(125~129)/0.75;<125/1;补钠的速度取决于低钠血症的急缓和症状的严重程度。

低钠血症纠正过慢可增加致残率和死亡率,但治疗速度过快则会伴发脑桥中心性脱髓鞘(CPM)。此为一种常见的桥脑白质病变,也可发生于大脑其他部位的白质,表现为隐匿性四肢软瘫、意识改变、脑神经异常及假性球麻痹。早期可表现为不同程度的意识障碍,43%的患者可有尿失禁,癫痫少见。

下述治疗方法 CPM 发生率降低。

——纠正低钠血症过程中避免出现正常血钠或高血钠,经常检查血钠水平。

——如果血钠在 17 ±1 小时以上超过 126mEq/L,停止补钠。

——24 小时内血钠升高幅度超过 10mEq/L,停止补钠。

——纠正速度不要超过(1.3 +0.2) mEq/ (L·h)。

——缓慢补充 3%或 5%氯化钠注射液。

——同时加用速尿,防止容量过多。

——检查 K^+ 丢失量,适当补充。

(2)脑积水:如术后出现继发脑积水,可行分流术。

(3)化学性脑膜炎:术中避免囊液流入脑室和蛛网膜下隙,如发生脑膜炎,可给激素治疗,多次腰椎穿刺充分引流炎性脑脊液。

(4)癫痫:手术当日不能口服时,应静脉或肌内注射抗癫痫药,手术后早期静脉持续泵入抗癫痫药物,如丙戊酸钠缓释片 $1mg/(kg \cdot h)$,能进食后替换为口服抗癫痫药,注意保持抗癫痫药物的有效血药浓度,同时注意皮疹、血细胞下降和肝功能损害等药物副作用。

(5)其他局部神经功能障碍:如偏瘫、失语等。高压氧治疗具有一定疗效。偏瘫患者应注意患肢的被动活动和锻炼,防止关节僵硬和肌肉萎缩;短期内不能下地的患者应给予预防深静脉血栓和肺栓塞的治疗,如注射用低分子肝素钙和弹力袜等。

(6)内分泌功能障碍:术后应常规复查垂体和下丘脑激素水平,并与术前相比较。对于内分泌功能障碍的患者,应尽可能给予相应的内分泌药物替代治疗。

急性继发性肾上腺皮质功能减退治疗注意事项如下。

①应及时补充糖皮质激素,如氢化可的松。

②给药方法:早期静脉滴注,并逐渐过渡到口服。

③减药:达到生理剂量后改为每日 1 次口服,每周减 2.5mg,2～4 周后减至 10mg/d;然后每 2～4 周测晨 8 时血清皮质醇浓度水平;晨 8 时血清皮质醇浓度 $> 10\mu g/dl$ 时可停药,但同时需注意减药反应、应激状态、长期应用皮质醇 2 年内仍有出现肾上腺皮质功能不全的可能等。

④应用后可出现下丘脑-垂体-肾上腺轴(HPA 轴)抑制,类同醇应用 1 个月以上,HPA 轴恢复至少需要 1 年,所以不建议长期大剂量应用激素类药物。神经外科大多数情况下用 5～7 日糖皮质激素,在停药后一般不会出现肾上腺皮质功能不全;如果连续应用 2 周或以上,减药一般至少也需 2 周以上。

(7)残存肿瘤:手术未能全切肿瘤时术后可行放射治疗,对于控制肿瘤复发具有一定效果。但鉴于放射治疗的副作用,尤其对大脑发育的影响,不主张对儿童患者行放射治疗,尤其是学龄前儿童。

第五节　海绵窦脑膜瘤

海绵窦脑膜瘤是指发生于海绵窦壁或累及海绵窦的脑膜瘤。手术切除困难,难以彻底,术后并发症多。

【诊断标准】

1.临床表现

(1)头痛:原发海绵窦脑膜瘤症状出现较早,头痛可能是本病的早期症状。

(2)脑神经功能障碍:累及走行于海绵窦的脑神经可出现相应症状和体征,第Ⅲ、Ⅳ、Ⅴ和Ⅵ脑神经麻痹常见,如眼外肌麻痹、三叉神经的第一或第二支分布区疼痛。肿瘤压迫视神经可出现视力视野障碍等。

(3)眼球突出。

(4)来自颅底其他部位的脑膜瘤累及海绵窦者,患者早期先有肿瘤原发部位的症状,而后逐渐出现海绵窦受损害的症状。

2.辅助检查

(1)头部 CT 和 MRI:根据肿瘤的部位和脑膜瘤的典型表现可以早期诊断海绵窦脑膜瘤。注意区分原发海绵窦脑膜瘤与继发海绵窦脑膜瘤,后者肿瘤较大,可能合并骨质破坏、周围脑水肿和脑组织受压等表现。

(2)脑血管造影:可了解颈内动脉与肿瘤的关系,如颈内动脉的移位或被包绕、虹吸弯增大等,同时有助于了解肿瘤的供血情况。此外,脑血管造影还有助于与海绵窦血管瘤相鉴别。

【治疗原则】

1.治疗方法的选择　一般有以下 3 种。

(1)临床观察。

(2)放射治疗。

(3)手术治疗(或"手术＋放射治疗"的综合治疗)

①无论患者的年龄,只要症状轻微,均可暂时予以观察,定期做临床和影像学 CT、MRI 检查随访。一旦发现肿瘤有进展变化,再考虑放射治疗或手术治疗。

②症状明显的老年患者和手术后复发肿瘤建议行放射治疗。

③若患者一般状况许可且海绵窦症状逐渐加重,在患者对病情、手术治疗目的,以及手术后可能发生并发症表示理解和接受的前提下,可考虑手术治疗。

2.手术治疗

(1)手术入路:常用入路包括以下 2 种。

①翼点入路:可通过切断颧弓来减小对脑组织的牵拉。

②颅眶颧入路。

(2)手术原则

①不可强求完全切除肿瘤。如果手术中解剖结构不清楚或肿瘤与脑神经和颈内动脉等重要结构粘连紧密,全切肿瘤会不可避免地造成损伤,可行肿瘤次全或大部切除,手术后再辅以放射治疗。

②切除海绵窦内的肿瘤时如发生出血,应注意判断出血来源,静脉窦的出血使用明胶海绵、止血纱布等止血材料或肌肉填塞,不难控制;若系颈内动脉破裂出血,则需设法修补。

第六节　胶质瘤

一、毛细胞型星形细胞瘤

毛细胞型星形细胞瘤与侵润性原纤维型或弥漫性星形细胞瘤显著不同。其主要特征包括以下 4 点。

(1)发病平均年龄小于典型星形细胞瘤;小脑毛细胞型星形细胞瘤好发年龄为 10~ 20 岁。

（2）预后较侵润性原纤维型或弥漫型星形细胞瘤好，存活期更长。

（3）影像学表现：表现不一，病灶强化，常为囊性伴有瘤结节；发生于小脑时常为囊性，半数以上有瘤结节。

（4）病理学：紧凑或疏松星形细胞伴有纤维和（或）嗜酸性颗粒小体。

【诊断标准】

1.发生部位 毛细胞型星形细胞瘤可发生于脑和脊髓的任何部位，儿童及青年多见。

（1）视神经胶质瘤和下丘脑胶质瘤

①发生于视神经的毛细胞型星形细胞瘤称为视神经胶质瘤。

②当它们发生于视交叉时，无论从临床还是影像学上，通常与下丘脑或第三脑室区的胶质瘤无法区分。

③下丘脑及第三脑室区毛细胞型星形细胞瘤：影像学上可表现为脑室内肿瘤，多数可侵及视交叉，与视神经胶质瘤无法鉴别。可表现为"间脑综合征"，在儿童中这是一种少见的综合征，常由下丘脑前部的侵袭性胶质瘤引起，典型表现为皮下脂肪缺失伴多动，过度敏感和欣快感。也可表现为低血糖、发育障碍、头部增大。

（2）大脑半球：发病年龄大于视神经或下丘脑胶质瘤（如青年），正是这些毛细胞型星形细胞瘤与纤维型细胞瘤（原纤维，恶性程度更高）容易混淆。毛细胞型星形细胞瘤通常由一囊腔和一瘤结节组成（纤维型星形细胞瘤通常无此改变），这一点可以与纤维型星形细胞瘤区别，并且一些毛细胞型星形细胞瘤有钙化团。

（3）脑干胶质瘤：通常为纤维、浸润型，只有少部分是毛细胞型星形细胞瘤，是那些预后良好、向脑干"背侧、外生型"肿瘤。

（4）小脑：曾被称为"囊性小脑星形细胞瘤"。

（5）脊髓：可发生于此，发病年龄较脊髓纤维型星形细胞瘤年轻。

2.辅助检查 头部 CT 及 MRI 检查表现如下。

（1）毛细胞型星形细胞瘤常表现为边界清楚，注药后增强（与低级别纤维型星形细胞瘤不同)。

(2)多数情况下有一囊,囊内有一结节,周围无水肿或水肿轻微。

(3)可发生于中枢神经系统任何部位,但最常见于脑室周围。

3.鉴别诊断 须与弥漫性或侵袭性纤维型星形细胞瘤相鉴别。

(1)病理学特征性的表现存在,但如以上特征性病理学表现不明显,或在标本组织较少如立体定向活检,则单靠病理学检查不足以鉴别。

(2)提示该诊断的其他因素,包括患者的年龄、影像学资料等。

【治疗原则】

1.这些肿瘤的自然生长缓慢,首选治疗是在不导致功能缺失的情况下最大限度地切除肿瘤。有些肿瘤侵及脑干、脑神经或血管,可使肿瘤切除受限。

2.由一个真性囊腔和瘤结节构成的肿瘤,切除瘤结节就足够了;非肿瘤性囊壁可以不切除。有些肿瘤具有一个"假囊",囊壁厚且强化(在CT及MRI片上),这种囊壁必须切除。

3.由于此类肿瘤术后5年和10年生存率很高,且在这期间内放射治疗的并发症发生率高,同时没有完全切除的肿瘤复发生长缓慢,因此建议这些患者术后不行放射治疗。不过,应定期复查CT或MRI并进行随访,如果肿瘤复发,应再次手术。只有当复发肿瘤无法切除(只要有可能应选择再次手术)或病理学提示肿瘤恶性变时才考虑放射治疗。

4.对于年幼患者化疗优于放射治疗。

5.预后:肿瘤复发较常见。尽管过去认为它们一般在术后大约3年内复发,关于这一点目前仍存在争论,并且远期复发也较常见。另外,一些肿瘤部分切除后不再继续生长,也代表着一种治愈形式。手术后约有20%的患者出现脑积水,需要进行治疗。

二、少枝胶质细胞瘤

少枝胶质细胞瘤是脑胶质瘤常见的类型之一。由于以往许多误诊为纤维型星形细胞瘤(尤其是这些肿瘤的侵袭性部分),所以其发病率统计相差较大。男女患病比例约为 3∶2。成人多见,平均年龄约 40岁。本病可发生脑脊液转移,但少见。

【诊断标准】

1.临床表现

(1)癫痫:最为常见的临床表现,半数以上的患者曾有癫痫病史。

(2)颅内压增高:头痛,呕吐和视乳头水肿。

(3)精神症状:淡漠。与肿瘤好发于脑叶,尤其是额、颞叶有关。

(4)局部神经功能障碍:因肿瘤的压迫和肿瘤卒中可破坏肿瘤脑组织而出现,表现为偏瘫、失语等。

(5)其他如眩晕等。

2.好发部位 (表 2-6-1)

表 2-6-1 少枝胶质细胞瘤的部位

部位	所占百分比%
幕上	＞90
额叶	45
半球(额叶以外)	40
第三脑室或侧脑室内	15
幕下＋脊髓	＜10

3.辅助检查

(1)头部 X 线:少枝胶质细胞瘤患者的 X 线片上可见肿瘤钙化。

(2)脑 CT 和 MRI:CT 诊断少枝胶质细胞瘤有一定特异性。表现为幕上脑叶内略高密度的混杂肿块,边界清楚,周围水肿和占位效应均很轻微,这与其他胶质瘤的瘤周水肿明显的特点不同。50％～90％的检查可见条索状钙化。非钙化性高密度多为肿瘤内出血,给予增强剂后瘤体可无强化反应或反应轻微,恶变后强化明显且不规则。MRI 的定性诊断作用不如脑 CT。

【治疗原则】

1.外科手术治疗　下列情况可考虑手术。

(1)有明显占位效应的肿瘤,不论恶性度高低,均建议手术治疗解除占位效应,减轻症状,延长患者的存活期。

(2)无明显占位效应的肿瘤

①低级别能切除的病变建议外科手术治疗。在保留神经功能的情况下尽量全切除肿瘤。

②高级别力争全切,还是部分切除或仅行活检,目前仍有争议。原因主要在于全切除对高级别肿瘤是否有益仍未明确。

2.化疗　化疗对大多数少枝胶质细胞瘤有效,尤其在用药 3 个月之内,多数可出现肿瘤体积缩小。但疗效和持续时间不一。经验最多的为 PCV:每日盐酸丙卡巴肼 60mg/m² 静脉注射、洛莫司汀 110mg/m² 口服、长春新碱 1.4mg/m² 静脉注射,均为 29 日 1 个周期,6 周重复1 次。

3.放射治疗　放射治疗对于少枝胶质细胞瘤的疗效仍不明确。有关术后放射治疗的效果存在争议。记忆丧失、精神异常、性格改变等放射治疗的副作用在长期存活的患者当中较为常见。

三、室管膜瘤

室管膜瘤是常见的神经上皮性肿瘤之一,约占颅内肿瘤的 2％～9％,占神经上皮性肿瘤的 18％～20％;男性略多于女性,男女患病比例约为 1.9∶1;多见于儿童和青少年。60％～70％位于幕下,靠近第四脑室,占第四脑室区肿瘤的 25％。室管膜瘤通常为边界清楚的良性肿瘤

（尽管确有恶性室管膜瘤发生），但可沿脑脊髓种植。儿童颅后窝室管膜瘤常为间变性肿瘤，发病年龄越小，预后越差。尽管病理学上不如髓母细胞瘤恶性程度高，但预后更差，因为他们常侵犯闩部，导致无法全切除。

【诊断标准】

1.临床表现　根据肿瘤发生的部位不同而有较大差异。

（1）颅内压增高：多源于肿瘤继发的梗阻性脑积水，表现为头痛、恶心、呕吐、视乳头水肿等。

（2）强迫头位。

（3）脑干功能障碍：多因肿瘤侵犯第四脑室底部，造成桥脑和延髓神经核和传导束功能障碍，如复视、面瘫、共济障碍等。

（4）小脑功能障碍：表现为走路不稳、眼球震颤、共济失调和肌张力下降等。

（5）癫痫：多见于大脑半球靠近运动区的脑内室管膜瘤（来源于胚胎异位的室管膜细胞），脑室内室管膜瘤少见。

（6）其他：发生于侧脑室的室管膜瘤可压迫和侵犯丘脑、内囊、基底节等，导致偏瘫、偏侧感觉障碍等；位于第三脑室后部者可造成双眼上视运动障碍等。

2.辅助检查

（1）头部 X 线：多数可表现为颅内压增高征象，如指压迹增多等；另外，还可显示肿瘤钙化，室管膜瘤是儿童颅后窝肿瘤中最常伴有钙化改变的肿瘤。

（2）头部 CT 和 MRI：通常表现为第四脑室或侧脑室肿瘤，密度不均，常伴梗阻性脑积水。肿瘤可有囊变和钙化，使肿瘤表现为混杂信号，注射增强剂后显示不均一强化。影像学上与髓母细胞瘤难以鉴别，以下情况有助于鉴别。

①室管膜瘤中钙化常见，髓母细胞瘤少见。

②髓母细胞瘤常起源于第四脑室顶，后者将肿瘤包裹（"香蕉征"），

而室管膜瘤常起源于第四脑室底。

③室管膜瘤在 T_1 加权相表现为混杂信号(与髓母细胞瘤不同)。

④室管膜瘤外生部分 MRI 检查,T_2 加权相为显著高信号(髓母细胞瘤为轻度高信号)。

(3)脊髓造影水溶性造影剂脊髓造影检测"水滴状转移"与 MRI 强化一样敏感,可取脑脊液用于细胞学检查。

【治疗原则】

1.外科手术切除

(1)手术目的:在避免严重神经功能障碍的同时,最大程度地切除肿瘤。当肿瘤广泛侵犯第四脑室底时,肿瘤不可能全切除。

(2)手术入路根据肿瘤发生的部位不同而选择不同的手术入路。

①第四脑室室管膜瘤:常用枕下正中入路。

②侧脑室室管膜瘤:皮层经脑沟侧脑室入路或经胼胝体侧脑室入路。

③第三脑室室管膜瘤:经胼胝体穹窿间入路或枕下经小脑幕入路(适用于第三脑室后部肿瘤)。

④大脑内室管膜瘤:根据肿瘤发生的具体部位,选择距离肿瘤最短且避开重要功能区的部位开颅。

2.放射治疗 室管膜瘤的放射敏感性仅次于髓母细胞瘤,列第二位。手术切除后常规采用外放射治疗。

(1)瘤床 45~48Gy,复发者另加 15~20Gy。

(2)脊髓外放射。

(3)如果有水滴状转移灶或 CSF 细胞学检查发现瘤细胞,应增加脊髓外放射治疗;也有行预防性脊髓外照射;小剂量全脊髓放射治疗(平均约 30Gy),同时增加水滴状转移部位的放射剂量。

3.化疗 一般作为术后的辅助治疗,可短时间抑制复发肿瘤的生长。

第七节　脑干占位病变

脑干占位病变以脑干胶质瘤最为常见,其次为海绵状血管瘤、血管母细胞瘤等。本病好发于小儿及青少年。肿瘤部位以延髓和脑桥为多见,中脑次之。

【诊断标准】

1.临床表现

(1)脑神经核团损伤症状:往往在肿瘤早期出现,中脑肿瘤多见动眼神经和滑车神经核受损,出现复视和眼球偏斜等。桥脑肿瘤累及外展神经核、滑车神经核、面神经核和部分三叉神经核时,表现眼球外展运动障碍、面瘫和面部感觉减退。当病变累及前庭蜗神经时,出现听力减退、眼球震颤和眩晕。延髓肿瘤可累及后组脑神经核,出现声音嘶哑、吞咽困难和舌肌瘫痪。

(2)脑干长束损伤症状:肿瘤向脑干腹侧发展,常累及一侧锥体束,出现对侧肢体瘫痪。肿瘤向一侧发展则出现患侧脑神经核瘫和对侧锥体束损伤的交叉性瘫。当网状结构受累时,患者表现为昏迷。

2.辅助检查

(1)神经影像学检查:头部 CT 及 MRI 检查均表现为脑干本身肿大,血运丰富病变需做 DSA 检查。

(2)中脑和桥脑肿瘤:患者手术前后应做脑干诱发电位检查。

【治疗原则】

1.手术治疗

(1)手术适应证:凡病变局限、部位浅表的临床症状体征呈进行性加重者,皆为手术适应证,对于浸润性生长范围较广的肿瘤,则不宜行手术治疗。

(2)手术方法:依据肿瘤所在部位,采取适当手术入路。原则是选择距离病变最近、损伤最小、暴露最容易的入路。手法要轻柔、勿过分牵拉;操作仅限于病变区内。

(3)术后处理:

①术后可能的并发症:中脑肿瘤患者可能出现昏迷,双睑下垂;桥脑肿瘤患者可能双侧外展神经和双侧面神经麻痹、偏瘫或四肢瘫;延髓肿瘤患者可能发生吞咽困难,呼吸障碍,需要做气管切开、鼻饲等。

②脑干肿瘤:患者术毕应等患者完全清醒后,有咳嗽反射时再拔除气管插管。若后组脑神经功能障碍明显,应积极行气管切开术。若呼吸不规律,潮气量不足应用呼吸机辅助呼吸。

③术后患者:常规禁食水 3 天,第一次进食、水应由主管医生试喂。1 周后仍不能进食者应置胃管给予鼻饲饮食。

④出院时向患者及家属交待出院注意事项,嘱其 3 个月复查。

2.非手术治疗 适用于手术部分切除的病例,术后胶质瘤患者应及时辅助行放射治疗化疗、以延缓复发。

第八节 颅内转移瘤

颅内转移瘤为身体其他部位恶性肿瘤经血液或其他途径转移至颅内所致,多见于肺癌、胃癌及乳腺癌等转移。本病可发生于颅内任何部位,以大脑中动脉分布区如额叶和顶叶常见,转移灶可为单发或多发,多位于额后、顶叶及枕叶的脑皮质及皮质下,呈灰褐色或灰白色,质地不一,较脆软。切面可呈颗粒状,有时瘤内发生坏死,形成假性囊肿,含有液化坏死组织。肿瘤境界清楚,周围脑组织水肿明显。显微镜下显示:肿瘤组织呈浸润性生长,转移瘤的组织形态与原发瘤相似,但假如原发瘤细胞分化较低,则转移瘤可与颅内原发的胶质瘤不易区分。

【诊断标准】

1.临床表现

(1)发病年龄与病史患者多为中老年人,常有恶性肿瘤病史,但亦有病史不明者。一些患者神经系统症状可先于原发部位症状。病史较短,病情发展快。

(2)精神症状患者常表现为精神异常,颅内压增高,运动感觉异常及癫痫。

(3)体格检查需做全身各系统及神经系统查体。

2.辅助检查

(1)全身系统检查

①前列腺及甲状腺等部位检查。

②女性患者应行乳腺、妇科检查。

③腹部 B 超。

④胸部 X 线检查,根据情况选择骨扫描。

⑤胸、腹部 CT 扫描。

(2)头部影像学检查颅内可显示多个或单个病灶,多为低密度或等密度,周边水肿明显,注药后呈不规则强化。

【治疗原则】

(1)手术治疗病灶表浅、单发,患者全身状况良好者,宜手术摘除。

(2)放射治疗和(或)化疗。

(3)原发病灶明确者,根据具体情况可行手术、放射治疗和(或)化疗。

(4)放射外科治疗无上述适应证但转移灶不超过 4 个,单病灶直径不超过 3cm 考虑做 γ 刀或 X 刀。

第九节　生殖细胞性肿瘤

凡是生殖细胞来源的肿瘤均可称为生殖细胞性肿瘤。其包括 6 类,分别为生殖细胞瘤、胚胎癌、内胚窦癌、绒毛膜上皮癌、畸胎瘤和混合性生殖细胞肿瘤。其中 2/3 为生殖细胞瘤。男性患者明显多于女性,男女比例约为(2~3.2):1。可多发。

【诊断标准】

1.临床表现　原发颅内生殖细胞肿瘤起源部位与组织类型有关，临床表现是依肿瘤位置的不同而异。

发病部位：57％的生殖细胞瘤位于鞍上，67％的其他生殖细胞肿瘤位于松果体区，基底节和丘脑生殖细胞肿瘤多为生殖细胞瘤，脑室、大脑半球、小脑的生殖细胞肿瘤多为其他生殖细胞肿瘤。

(1)松果体区生殖细胞肿瘤

①病史：松果体区肿瘤病史稍长，可为数年。

②Parinaud综合征：由于其压迫中脑顶盖所致，患者可出现眼球上视不能或伴瞳孔光反应消失。

③颅内压增高源于导水管受压引起梗阻性脑积水，出现头痛、恶心、呕吐和视乳头水肿。

④脑干功能障碍如共济失调、锥体束征等。

⑤青春期性早熟松果体区肿瘤也较常见，且在绒毛膜上皮癌发生率较高。

⑥转移颅内生殖细胞肿瘤除成熟畸胎瘤外，易通过脑脊液转移至脑室系统和脑膜。

(2)鞍区生殖细胞肿瘤

①病史鞍上肿瘤患者的病史较短，多为数月。

②视力视野损害。

③尿崩和全垂体功能减退。

④脑积水和颅内压增高较大的肿瘤可阻塞室间孔，导致梗阻性脑积水，后者可继发颅内压增高的表现。

(3)基底节区生殖细胞肿瘤肿瘤位于基底节和丘脑，可导致运动和感觉的传导通路受损，患者出现偏瘫、偏身感觉障碍等症状。

2.辅助检查

(1)头部X线：松果体区异常钙化是松果体区肿瘤特征性表现。

（2）头部 CT 和 MRI

①生殖细胞瘤：CT 检查时，生殖细胞瘤多表现为松果体肿大呈略高或混杂密度，瘤内可见钙化影（肿瘤本身钙化少见，钙化常源于松果体）。第三脑室扩大前移，侧脑室积水扩大。室管膜下转移可表现为沿脑室壁线状高密度影。注射造影剂后，病变常均匀一致明显强化。沿松果体至下丘脑轴线可发现异位瘤或多发瘤灶，此表现具有特殊诊断意义。MRI 能够很好地显示肿瘤局部和邻近的解剖关系，对松果体区、鞍上和颅内、脊髓转移病灶均显现良好。增强 MRI 对术后患者随访有特别重要的意义。基底节生殖细胞瘤形态不规则，瘤内钙化多见。基底节生殖细胞瘤常伴同侧大脑半球萎缩。

②畸胎瘤：CT 检查表现为松果体区类圆形分叶状、混杂密度肿物，低密度区为囊变和脂肪，高密度区为钙化和骨骼成分。肿瘤可压迫导水管导致梗阻性脑积水。注射造影剂后，实体部分可均一强化，而囊变区不强化。在 MRI 显示为混杂信号，在 T_1 相出现高信号，提示存在脂肪成分。钙化和骨骼在 T_1、T_2 相均为"黑影"。恶性畸胎瘤由于大量胶质组织增生取代脂肪成分，可表现为长 T_1、长 T_2 的异常信号。

③其他生殖细胞肿瘤在 CT 和 MRI 检查中表现多为混杂的病灶。绒毛膜上皮癌的影像上表现与脑内血肿相似，是其特征性表现。

（3）脑脊液脱落细胞学检查：生殖细胞肿瘤中除成熟畸胎瘤外，均易通过脑脊液转移至脑室系统和脑膜。部分生殖细胞肿瘤的脑脊液中，可以找到脱落的肿瘤细胞，对诊断有重要意义，但检出率较低。

（4）肿瘤标记物：生殖细胞肿瘤的标记物可以在血清和脑脊液中检测到。与生殖细胞瘤相关的标记物有胎盘碱性磷酸酶（PLAP）、血管紧张素Ⅰ转换酶、褪黑素等。绒毛膜上皮癌中的合胞体滋养层产生促性腺激素，内胚窦瘤产生甲胎蛋白。胚胎癌由于含有合胞体滋养层和内皮窦成分，因此具有促性腺激素和甲胎蛋白两种标记物。

任一种生殖细胞肿瘤如有其中一种成分，就可以在血清和脑脊液中检测到相应标记物,并且标记物水平与肿瘤该成分的多少呈正相关。脑脊液的检测要比血清敏感。标记物的水平可在治疗开始时迅速下降,在临床或影像显示肿瘤复发前明显升高。由于生殖细胞肿瘤存在混合型,因此标记物的检测不能代替病理学检查。

【治疗原则】

包括手术、化疗、放射治疗在内的综合治疗。

1.外科手术治疗

(1)手术适应证:多数(除对放射治疗敏感的生殖细胞瘤外)可通过开颅手术切除。通常认为,下列患者适宜手术治疗。①放射治疗不敏感(如恶性非生殖细胞瘤)。②良性肿瘤(如脑膜瘤、畸胎瘤)。③恶性肿瘤无转移征象(手术切除原发灶对转移患者无益)。

(2)术前准备:由于颅内生殖细胞肿瘤有播散转移的倾向,在治疗前要行脊髓增强 MRI 检查。对所有病情稳定的患者,可行神经眼科、神经内分泌的检查。

(3)手术目的和原则

①明确病理性质,术前不能明确定性诊断,最好是通过手术或立体定向获得组织病理诊断,为化疗和放射治疗提供依据。

②降低颅内压,解除神经压迫。对有合并脑积水颅内压增高的患者,可先行脑室引流或分流手术,同时留脑脊液查肿瘤标记物和肿瘤脱落细胞。对于放射治疗不敏感的肿瘤,应尽量手术切除肿瘤。特大鞍上或松果体区生殖细胞肿瘤较好切除,以解除对神经的压迫。鞍上生殖细胞瘤的切除可以解除对视路的压迫,有助于恢复受损的视力视野。

③大部切除肿瘤,可使术后放射治疗、化疗效果更好。

④术中应尽可能多地提供肿瘤标本,以明确混合生殖细胞肿瘤的成分。

⑤对于成熟畸胎瘤最好的治疗是手术全切。

（4）手术入路

①松果体区肿瘤

枕下经小脑幕入路：视野开阔。可能损伤视觉皮质，建议位于小脑幕缘中央（上方）或大脑大静脉上方的病变采用该入路。枕叶向外侧牵拉，离直窦 1cm 远处切开小脑幕。幕下-小脑上入路：如 MRI 显示小脑幕的夹角太深时不宜采用。可采用坐位（有空气栓塞的危险）。经脑室：适用于大型、脑室扩大的患者。通常采用经颞上回后部皮质切口。危险：视觉缺损、癫痫、优势侧语言障碍等。经胼胝体入路：侵犯胼胝体或向第三脑室生长的肿瘤，此种手术入路可起到很好的效果。其他入路，如旁正中入路。

②鞍区肿瘤翼点入路：最为常用的入路；经纵裂入路；经胼胝体-穹窿间入路。

2.放射治疗

（1）生殖细胞瘤对放射治疗高度敏感，单独分次外放射治疗的生存和治愈率均较理想。最低放射剂量 1500cGy 可见生殖细胞瘤消退。大多放射治疗方案为肿瘤区及边界剂量 5000cGy，时间 5～6 周。最初对放射治疗敏感，不意味肿瘤可以治愈。10％～15％的颅内生殖细胞瘤有脊髓播散。

（2）对于脑脊液发现恶性肿瘤细胞、室管膜下转移、蛛网膜下转移或颅内多发病灶的生殖细胞瘤应进行全脑脊髓放射治疗。

（3）行全脑和脊髓照射对肿瘤播散有预防作用。但预防性的全脑和脊髓照射会导致脑损伤，产生智力下降，特别是对儿童应慎用。

（4）颅内多发生殖细胞瘤应在控制颅压后，行全中枢神经轴放射治疗，辅助以化疗。这对减少放射治疗总剂量，尤其对防止婴幼儿放射治疗副反应有益。

（5）对于复发生殖细胞瘤应原位局部放射治疗，再次放射治疗时间应间隔 2 年，其剂量同第一疗程或减少 20％，按常规放射治疗强度进行。

(6)其他生殖细胞肿瘤对放射线不敏感,局部和全脑脊髓照射后辅以化疗。

(7)立体定向照射对于局部复发生殖细胞肿瘤有价值,但有待积累经验。

(8)关于实验性放射治疗:所谓实验性放射治疗是指对松果体区肿瘤,为避免手术的高风险,应用首剂量20Gy的放射治疗,如肿瘤缩小即推测为生殖细胞肿瘤而继续放射治疗;若肿瘤无明显变化,则考虑外科手术等其他治疗。对于实验性放射治疗目前仍有争议,有主张活检的学者认为,对可疑鞍上和松果体区生殖细胞肿瘤,没有经过活检明确诊断,盲目进行放射治疗,不是最好的治疗方法。因为除生殖细胞瘤外,许多鞍上和松果体区肿瘤对放射治疗不敏感。另外,放射治疗对成长中的儿童大脑损害也不可忽视。至少对于儿童,尤其是3岁以下的患儿,实验性放射治疗应谨慎。

3.化疗　由于胚胎生殖细胞对抗癌药物有较高的敏感性,化疗对所有类型生殖细胞肿瘤有效。化疗药物主要为顺铂和VP-16,还可有甲氨蝶呤、长春新碱、博莱霉素、环磷酰胺、更生霉素等。化疗后1~2个月再辅以局部放射治疗,初步治疗结果基本满意。对于生殖细胞瘤,化疗可以减少放射治疗的剂量,减轻对脑组织的损伤。由于其他生殖细胞肿瘤对放射治疗不敏感,化疗应用于其他生殖细胞肿瘤的最初治疗。对于小于3岁的儿童恶性生殖细胞肿瘤,化疗是首选的辅助治疗方法。

第三章　缺血性脑血管疾病

第一节　动脉硬化缺血性脑血管病

脑血管病是一种常见病,其致残率和病死率很高,居人口死亡原因中的前3位。各种原因的脑血管疾病在急性发作之前为一慢性发展过程,一旦急性发作即称为卒中或中风。卒中包括出血性卒中和缺血性卒中两大类,其中缺血性卒中占75%~90%。

【病因】

据有关资料报道,约70%~80%的缺血性脑血管疾病并非是颅内血管本身的问题,而是脑血管以外的栓子脱落进入颅内血管引起栓塞所致,其中颈内动脉狭窄和粥样硬化斑块脱落栓塞颅内血管约占60%。北美每年脑缺血性疾病的人群发病率约为0.3%,每年约有60万人发病,其中有40%导致致命性残废或死亡。

脑缺血的病因可归纳于5个方面:①颅内外动脉狭窄或闭塞;②脑动脉栓塞;③血流动力学因素;④血液学因素;⑤脑血管痉挛。

【病理生理】

脑的功能和代谢的维持依赖于足够的供氧。正常人脑只占全身体重2%,却接受心排出量15%的血液,占全身耗氧量的20%,足见脑对供血和供氧的需求量之大。正常体温下,脑的能量消耗为33.6J/(100g·min)。如果完全阻断脑血流,脑内储存的能量只有84J/(100g·

min),仅能维持正常功能 3 分钟。为了节省能量消耗,脑皮质即停止活动,即便如此,能量将在 6min 内耗尽。在麻醉条件下脑的氧耗量稍低,但也只能维持功能 10 分钟。

脑由 4 条动脉供血,即两侧颈内动脉和两侧椎动脉,这 4 条动脉进入颅内后组成大脑动脉环,互相沟通组成丰富的侧支循环网。颈内动脉供应全部脑灌注的 80%,两条椎动脉供应 20%。立即完全阻断脑血流后,意识将在 10 秒之内丧失。

为了维持脑的正常功能,必须保持稳定的脑血液供应。正常成人在休息状态下脑的血流量(CBF)为每分钟每 100g 脑 $50\sim55$ml[$50\sim55$ml/($100g \cdot min$)]。脑的各个区域血流量并不均匀,脑白质的血流量为 25ml/($100g \cdot min$),而灰质的血流量为 75ml/($100g \cdot min$)。某一区域的血流量称为该区域的局部脑血流量(rCBF)。全脑和局部脑血流量可以在一定的范围内波动,低于这一范围并持续一定时间将会引起不同的脑功能障碍,甚至发生梗死。

影响脑血流量稳定的因素有全身血压的波动、动脉血中的二氧化碳分压($PaCO_2$)和氧分压(PaO_2)、代谢状态和神经因素等。

【临床特点】

1.头痛 临床约有一半的病例表现为头痛。但程度不一,与病情的严重程度不成正比。

2.意识状态改变 轻微脑缺血可无明显的意识变化,重症者则可发展至深度昏迷。昏迷与脑缺血发生的部位(累及丘脑、中脑和脑干)直接相关。抽搐发作、中毒性代谢紊乱、感染及全身性低血压等均可加重意识障碍。

3.局灶神经症状和体征 病人表现为发作累及的血管供应区域的典型的局灶症状和体征,值得指出的是许多病人的临床表现很不典型。

4.分类 根据脑缺血后脑损害的程度,其临床表现可分为短暂性脑缺血发作(TIA)、可逆性缺血性神经功能缺失(RIND)(又称可逆性脑缺血发作)、进行性卒中(PS)和完全性卒中(CS)。

（1）短暂性脑缺血发作（TIA）：TIA 为缺血引起的短暂性神经功能缺失，在 24 小时内完全恢复。TIA 一般是突然发作，持续时间超过 10～45 分钟，有的可持续数小时，90％的 TIA 持续时间不超过 6 小时。引起 TIA 的主要原因是动脉狭窄和微栓塞。

①颈动脉系统 TIA：表现为颈动脉供血区神经功能缺失。病人突然发作一侧肢体无力或瘫痪、感觉障碍，可伴有失语和偏盲，有的发生一过性黑矇，表现为突然单眼失明，持续 2～3 分钟，很少超过 5 分钟，然后视力恢复。黑矇有时单独发生，有时伴有对侧肢体运动和感觉障碍。②椎-基底动脉系统 TIA：眩晕是最常见的症状，但当眩晕单独发生时，必须与其他原因引起的眩晕相鉴别。此外，可出现复视、同向偏盲、皮质性失明、构音困难、吞咽困难、共济失调、两侧交替出现的偏瘫和感觉障碍、面部麻木等。有的病人还可发生"跌倒发作"，表现为没有任何先兆的突然跌倒，但无意识丧失，病人可很快自行站起来。是脑干短暂性缺血所致。跌倒发作也见于椎动脉型颈椎病病人，但后者常于特定头位时发作，转离该头位后，脑干恢复供血，症状消失。

（2）可逆性缺血性神经功能缺失（RIND）：RIND 又称为可逆性脑缺血发作，是一种局限性神经功能缺失，持续时间超过 24 小时，但在 3 周内完全恢复，神经系统检查可发现阳性局灶性神经缺失体征。RIND 病人可能有小范围的脑梗死存在。

（3）进行性卒中（PS）：脑缺血症状逐渐发展和加重，超过 6 小时才达到高峰，有的持续 1～2 天才完成其发展过程，脑内有梗死灶存在。进行性卒中较多地发生于椎-基底动脉系统。

（4）完全性卒中（CS）：脑缺血症状发展迅速，在发病后数分钟至 1 小时内达到高峰，最迟不超过 6 小时。

【诊断要点】

1.病史和神经功能障碍。

2.脑血管造影：直接穿刺颈总动脉造影对颈总动脉分叉部显影清晰，简单易行，但直接穿刺有病变的动脉有危险性。

脑血管造影可显示动脉的狭窄程度、粥样斑块和溃疡。如管径狭窄程度达到 50％，表示管腔横断面积减少 75％，管径狭窄程度达到 75％，管腔面积已减少 90％。如狭窄处呈现"细线征"，则管腔面积已减少 90％～99％。在造影片上溃疡的形态可表现为：①动脉壁上有边缘锐利的下陷；②突出的斑块中有基底不规则的凹陷；③当造影剂流空后在不规则的基底中有造影剂残留。但有时相邻两个斑块中的凹陷可误认为是溃疡，也有时溃疡被血栓填满而被忽略。

脑动脉粥样硬化病变可发生于脑血管系统的多个部位，但最多见于从主动脉弓发出的头臂动脉和脑动脉的起始部，在脑动脉中则多见于颈内动脉和椎动脉的起始部。

对急性期脑缺血（6 小时之内）的病例，超过 75％的病例可以明确血栓形成或栓塞所发生的血管。

脑血管造影目前仍然是诊断脑血管病变的最佳方法，但可能造成栓子脱落形成栓塞，这种危险虽然并不多见，但后果严重。

3.超声检查：超声检查是一种非侵袭性检查方法。B 型超声二维成像可观察管腔是否有狭窄、斑块和溃疡；波段脉冲多普勒超声探测可测定颈部动脉内的峰值频率和血流速度，可借以判断颈内动脉狭窄的程度。残余管腔愈小其峰值频率愈高，血流速度也愈快。经颅多普勒超声（TCD）可探测颅内动脉的狭窄，如颈内动脉颅内段、大脑中动脉、大脑前动脉和大脑后动脉主干的狭窄。

多普勒超声还可探测眶上动脉血流的方向，借以判断颈内动脉的狭窄程度和闭塞。

4.磁共振血管造影（MRA）：MRA 也是一种非侵袭性检查方法。可显示颅内外脑血管影像。

文献报道 MRA 在诊断颈总动脉分叉部重度狭窄（＞70％）的可靠性为 85％～92％。与脑血管造影相比，MRA 对狭窄的严重性常估计过度，由于有这样的缺点，故最好与超声探测结合起来分析，这样与脑血管造影的符合率可大为提高。如果 MRA 与超声探测的结果不相符,则应行脑血管造影。

5.眼球气体体积扫描法:眼球气体体积扫描法是一种间接测量眼动脉收缩压的技术。眼动脉的收缩压反映颈内动脉远侧段的血压。双侧眼动脉压差 50mmHg,可间接推测颈动脉血流不对称,提示有颈动脉狭窄。

6.CT 脑血管造影(CTA):静脉注入 100~150ml 含碘造影剂,然后用螺旋 CT 扫描和三维重建,可用以检查颈动脉的病变,与常规脑血管造影的诊断符合率可达 89%。其缺点是难以区分血管腔内的造影剂与血管壁的钙化,因而对狭窄程度的估计不够准确。

7.局部脑血流量测定:测定 rCBF 的方法有吸入法、静脉法和动脉内注入法,以颈内动脉注入法较为准确。将 $ZmCi(ICi=3.7×1010Bq)$ 的 133 氙(133Xe)溶于 3~5ml 生理盐水内,直接注入颈内动脉,然后用 16 个闪烁计数器探头放在注射侧的头部不同部位,每 5 分钟记录 1 次,根据测得的数据,就可计算出各部位的局部脑血流量。吸入法和静脉注入法因核素"污染"颅外组织而影响其准确性。

rCBF 检查可提供两方面的资料:①可确定脑的低灌注区的精确部位,有助于选择供应该区的动脉作为颅外-颅内动脉吻合术的受血动脉;②测定低灌注区的 rCBF 水平,可以估计该区的脑组织功能是否可以通过提高 rCBF 而得以改善。有助于选择可行血管重建术的病人和估计手术的效果。

【治疗方法】

治疗脑动脉闭塞性疾病的方法很多。

1.内科治疗:阿司匹林是目前最常用的药物。

2.球囊血管成形术(血管内介入治疗):血管内治疗有球囊血管内扩张,纠正狭窄管腔和血管内支架治疗狭窄,目前临床应用较多,但血管内治疗动脉狭窄处进一步研究阶段。

3.狭窄处补片管腔扩大术。

4.头臂动脉架桥术。

5.颈外-颅内动脉吻合术。

6.动脉内膜切除术。

7.大网膜移植术。

第二节　烟雾病

烟雾病又称为自发性 Willis 环闭塞症。该病脑血管造影的特点不仅是双侧颈内动脉终末段狭窄或闭塞,而且双侧脑底可见程度不同的异常网状血管。有时一些主要的脑动脉也会出现不显影的情况,如大脑前动脉(ACA)、大脑中动脉(MCA),甚至包括大脑后动脉(PCA)。国际医学界 40 多年已经积累了很多关于烟雾病的研究结果。在当前的技术条件下,诊断烟雾病已不再困难。

1955 年,日本学者 Shimizu 和 Takeuchi 首次报道烟雾病的脑血管造影情况。1957 年,Takeuchi 认为,烟雾病是双侧颈内动脉发育不良的结果。其后开始有相同的病例报道,均为先天异常或血管肿瘤,这些病例在今天看来都是烟雾病。1963 年,在第 22 届日本神经外科学术会议上,Shimizu 报道 6 例烟雾病的脑血管造影资料,奠定了现代医学对烟雾病的认识基础。Shimizu 提出,双侧颈内动脉终末段后天性的、慢性进行性狭窄所造成的侧支循环的新生血管,即脑底的异常网状血管是烟雾病最基本的临床特征。

1965 年,Weidner 报道了第 1 例在美籍日裔烟雾病的女性患者。同年,Krayenbihl 和 Yasargil 将烟雾病的脑血管造影表现编入 Krayen-btihl 的教科书中。随后烟雾病在世界各地逐渐开始被报道,不再被认为是日本民族所特有的疾病。1965 年,Su-zuki 首次将该病命名为 Moyamoya 病,日语中"Moyamoya"一词用于形容如随呼吸喷出、烟雾弥漫、模糊的现象。患者脑底的异常血管网在血管造影中显示正如"烟雾"一样。同时,对年幼患者的长期随访中发现,患者幼年发病时脑血管造影显示烟雾浓重,之后逐渐稀薄,最后颈内动脉及周围网状血管消失,也类似于烟雾的出现和消失过程,故命名为烟雾病。

目前,将典型的烟雾病定义为包括双侧颈内动脉终末段、大脑前动脉起始段、大脑中动脉起始段在内的血管狭窄或闭塞,脑血管造影动脉期,上述部位出现异常的血管网。各国学者一致认为烟雾病患者的血管是因双侧颈内动脉终末段慢性进行性狭窄所造成的侧支循环,但病因还不明确。

自 2003 年以来在日本烟雾病研究委员会数据库注册的烟雾病患者有 1139 例,1994 年全球报道病例为 5227 例,2005 增至 10812 例,至 2003 年在日本诊断烟雾病的患者达 7700 人。日本对烟雾病的诊治积累了丰富的经验,同时在该疾病的流行病学、遗传学等基础研究方面做了大量的工作,2012 年日本厚生省资助的烟雾病研究委员会公布了 2012 年再版的烟雾病诊断及治疗指南,指出外科血管重建治疗缺血性烟雾病是有效的,推荐行脑血管重建(旁路移植)手术治疗烟雾病。

一、流行病学和病理学的临床表现

烟雾病在日本的发病率为每年 0.35/10 万,男女比例为 1:(1.34～1.5),<15 岁的儿童与成人之比为 1:1.17,儿童中男女比例为 1:(1.28～2.53),成年人中男女比例为 1:1。发病以 0～5 岁、30～39 岁为高峰。

目前,烟雾病的病因至今尚未阐明,其诊断需要排除动脉粥样硬化、自身免疫性疾病、脑膜炎、脑肿瘤、唐氏综合征、神经纤维瘤病等已知病因引起的烟雾综合征或称类烟雾病。烟雾状血管是扩张的穿通支,可发生血管壁纤维蛋白沉积、弹力层断裂、中膜变薄及微动脉瘤形成等许多不同的病理变化。烟雾状血管亦可发生管壁结构的破坏及继发血栓形成。这些病理改变是临床上烟雾病患者既可表现为缺血性症状,又可表现为出血性症状的病理学基础。烟雾病患者发生颅内出血主要有两个原因:①扩张的、脆弱的烟雾状血管破裂出血;②基底动脉环微动脉瘤破裂出血。烟雾状血管破裂出血主要是由于持续的血流动力学压力使脆弱的烟雾状血管破裂,通常出血发生于基底核区、丘脑及脑室旁区域。

烟雾病血管的病理特征可分为两类,一类是血管膨胀而管壁变薄,可伴发动脉瘤,是脑实质内出血的主要责任血管。另一类是血管壁增厚而致管腔狭窄,甚至闭塞。另外,因血流动力学改变而出现的侧支血管,也是颅内多发出血的责任血管。颈内动脉的狭窄和闭塞主要是动脉内膜增生,表现为弹性纤维增厚,内弹性层弯曲,但没有断裂,间质萎缩变薄,外层没有明显变化,没有炎性细胞浸润,与动脉硬化或血管炎完全不同。在成年患者中14%伴有动脉瘤。可分为两种类型:①周围动脉型,多位于烟雾血管网或其外周部分;②大动脉型,动脉瘤位于Willis环上,为真性动脉瘤。由于血流动力学的变化,更易破裂出血。

临床首发症状最多见于运动功能障碍(包括儿童和成人),其次为颅内出血、头痛、意识障碍、语言障碍和抽搐等。儿童以单瘫、偏瘫、半身瘫痪等为主,提示有脑缺血发生,加上感觉障碍、精神心理障碍等,脑缺血表现可达85%。在成人中以脑出血为主,脑缺血较少。有家族史的病例约占总病例数的10%。既往病史中以扁桃体炎最常见,另外亦可见到扁桃体后部化脓、颈部以上反复感染,如上呼吸道感染、鼻窦炎及脑创伤等。

二、血管造影的特征性表现

脑血管造影中可见3种烟雾血管。以脑基底烟雾血管最有特征性,是诊断烟雾病的主要依据。

1.脑基底烟雾血管　Suzuki等通过对4例儿童型烟雾病患儿进行长期随访,其中最长的1例达18年3个月,多次复查脑血管造影,揭示烟雾病患者脑基底烟雾血管发生、发展的变化规律,提出了烟雾病脑基底血管变化发展的6个阶段,即烟雾病脑血管造影的阶段判定标准,

Suzuki 等为治疗烟雾病奠定了理论基础。按自然病史,烟雾病脑基底血管的变化发展可分为 6 个阶段:①阶段 1(SAS 1),颈内动脉(ICA)、ACA、MCA 三分叉处变窄,但仅为中度狭窄,无其他异常改变。②阶段 2(SAS 2),主要为脑血管扩张阶段,三分叉无继续明显变窄,但其附近开始出现烟雾血管。③阶段 3(SAS 3),烟雾加重,MCA、ACA 开始消失,脑基底出现典型的烟雾血管,随后由于颈外动脉向脑内供血加强,消失的主要供血血管如 MCA、ACA 又可以见到。④阶段 4(SAS 4),烟雾减少,颈内动脉阻塞累及后交通动脉,PCA 也消失,MCA、ACA 更加狭窄,烟雾变得粗糙、狭窄,在脑基底形成一个较差的血管网。⑤阶段 5(SAS 5),烟雾缺乏,颅内颈内动脉系统主要脑血管全部消失,烟雾更加减少,残存的烟雾血管主要是位于颈内动脉虹吸部附近,颈内动脉阻塞向下发展累及 C2、C3 段。颈外动脉向脑供血增加。⑥阶段 6(SAS 6),烟雾消失,颈内动脉系统主要脑血管和脑基底烟雾血管一起全部消失,脑组织仅由颈外动脉和椎动脉供血。

患儿经长期随访表明,绝大多数可能出现以上 6 个阶段的变化过程。而成人型病例的长期随访,则显示很少出现这样典型的变化。

2.筛骨烟雾血管　筛骨烟雾血管主要来自于扩张的筛窦黏膜和上鼻道黏膜,其中源于颈内动脉的颅内供血来自眼动脉、筛前和筛后动脉,源于颈外动脉的颅内供血来自颞浅动脉、面动脉及额支、鼻背支、睫状支、巩膜支和脉络膜支等更细小的分支,以及脑膜前动脉。

在患儿中,第 5、第 6 阶段烟雾病血管供血增加,而成年患者的筛骨型烟雾病与基底型在各阶段均不同,可能与成年患者侧支循环开放困难有关。

3.颅顶盖烟雾血管　患儿在 9 个位置可以出现烟雾血管,如额极中线区、前囟中央区、前囟外侧区、顶中央区、顶外侧区、顶枕中央区、顶枕外侧区、枕外侧区、横窦中央区。出现率以额极中线区、横窦中央区、枕外侧区最多。成人患者有 3 个位置没有烟雾病血管,即前囟外侧区、顶中央区和顶外侧区,其他位置与儿童型一致,出现率以额极中线区、前囟中央区、枕外侧区为最多。颅顶盖烟雾血管是相应位置对 ICA 系统脑缺血的生理反应,常出现在患儿的第 3～6 阶段,第 2 阶段前没有该血管出现。成人患者中颅顶烟雾出现在第 4～6 阶段,第 6 阶段时为第 4、5 阶段的 2 倍,第 1～3 阶段没有颅顶烟雾出现。因此,烟雾病患者的最终脑供血为源于颈内动脉的脑底烟雾血管,源于颈外动脉的筛骨、颅顶烟雾血管和源于后循环的椎-基底系统的血管。

三、血流和脑代谢情况的改变

检测烟雾病的常用手段包括氙增强 CT、单光子发射断层扫描(SPECT)、正电子发射断层扫描(PET)等,检测指标包括脑血流量(CBF)、脑氧代谢率(cmRO)、氧摄取分数(OEF)、脑血容量(CBV)及脑血管储备(CVR)等。

患儿发病后若 CBF、$CMRO_2$、CBF/CBV 和 CVR 均有降低,CBV 和 OEF 升高,则提示在血流动力学上呈脑缺血状态,可为手术治疗提供客观依据。在成人缺血性脑血管病患者中,脑底出现烟雾血管者与烟雾血管已消失者相比,已闭塞的颈内动脉供血区的脑皮质 CBF、$CMRO_2$、CBF/CBV 及 CVR 等显著降低,CBV 和 OEF 显著升高。烟雾血管消失患者平均的脑血流动力学和脑代谢的参数,除脑白质 CBF 有差异外,其他与正常人无明显差异。表明脑底烟雾血管是脑血流动力学受到严重损害的征象,但与出血性脑血管病之间的关系还不明确。

四、烟雾病诊断及鉴别诊断

烟雾病的确诊主要依靠临床表现和脑动脉造影,须与高血压和动静脉畸形导致的脑出血鉴别。

1.高血压导致的脑出血　首先患者有高血压病史,一般老年人多见,脑 CT 表现出血部位以基底核区、丘脑居多,而且愈后多有软化灶形成。

2.动静脉畸形引起的脑出血 脑 CT 表现为出血部位以脑皮质边缘,且常出现条索状,有的伴蛛网膜下腔出血。

五、治疗原则

由于病因未明.迄今尚无根治性疗法,所以治疗的目标应该是增加脑供血,减少脑出血,预防再发作。在脑缺血和脑出血的急性期,以对症治疗为主,如保持呼吸道通畅,控制血压、颅内压和癫痫发作,预防呼吸道和泌尿道感染等。对脑缺血发作的患者,应检测脑循环和脑代谢水平,对适于手术治疗的患者进行血管重建手术,目前多数学者主张儿童患者应及时手术治疗。手术的适应证包括:①脑缺血明显,临床症状反复出现。②区域性脑血流量、血管反应和脑灌注储备降低等。对成年出血患者,可根据病情行脑室外引流或血肿清除术,以挽救生命或改善临床状况。但目前关于血管吻合手术对预防该类患者再出血是否有效,还没有明确的结论。

血管重建手术包括直接血管吻合和间接血管吻合。直接血管吻合手术是颞浅动脉-MCA 吻合或颞浅动脉、ACA 吻合,术后能马上建立侧支循环,增加脑供血,该术改善供血效果可靠。但通常因血管直径细小,手术难度很大。有研究对 45 例出血型患者进行血管吻合,术后血管造影显示供血血管充盈良好,脑供血改善,其中 31 例有 1 次出血患者吻合后没有发生再出血,14 例多次出血患者中 7 例再出血。吻合血管充盈良好,但烟雾血管并没有减退,出血发生在吻合血管供血范围以外,提示经血管吻合后能建立良好的侧支供血的病例,可望降低出血风险。

间接血管吻合手术是通过将硬脑膜、颞肌、帽状腱膜等与脑表面直接接触,让它们自行简单建立多条供血血管,但间接血管吻合方法在成人患者中,建立侧支循环较为困难,术后临床症状可持续存在,甚至有时需要再次手术。一些学者开始对同一病例采用直接＋间接或间接＋间接血管吻合的联合手术方式，使吻合血管覆盖的脑表面积更广，侧支循环建立的机会更多。近年的多数报道均采用联合手术的方式，取得了较好的效果，如 Kashi-wagi 等就对 18 例儿童型烟雾病进行 25 侧分离硬脑膜＋脑血管吻合术＋脑硬脑膜血管连通术（splitDES＋EDAS），即首先进行硬脑膜动脉贴附术，开硬脑膜，将含头皮动脉的帽状腱膜与额叶硬脑膜缝合，然后分离脑硬膜血管，将脑膜中动脉附近的硬脑膜分离成内外两层，外层的脏面贴附于脑表面。术后 1.5 年全部患者的 TIA 症状消失，无死亡病例，残留可逆的神经缺血症状 3 例，脑梗死 1 例，切伤口延迟愈合 1 例。术后脑血管造影显示，DES 和 EDAS 均与大脑皮质建立了血液循环，最快的 1 例 2 周血管造影时，即见到了血管重建。随访到 6.5 年的患者 16 例，13 例良好，3 例术前就存在精神症状的患者没有得到改善。Saito 等就以 SPECT 观察了患儿手术前、后脑血流的变化，14 例患儿术前均有 TIA 发作，行颞浅动脉 MCA 吻合，以及大脑皮质与颞肌贴附的间接血管吻合（EMS）后，SPECT 结果显示局部脑血流量、局部血管储备明显改善，乙酰唑胺激活和休息状态下的脑供血半定量参数也有明显改进。Kim 等报道 204 例 17 岁以下接受手术治疗的烟雾病患者，其中对 198 例患者进行双侧 EDAS，部分同时行双侧额叶大脑皮质与帽状腱膜贴附的间接血管吻合（EGS），5 例进行单侧手术，1 例 EDAS 后死亡，平均随访 39.3 个月，最长达 173 个月，发现 6 岁以下的患儿以脑梗死为首发症状者较 6 岁以上者明显增多，而以 3 岁以下患儿术前发生脑梗死的最多，术后症状性脑梗死发病率为 9.3％，3 岁以上的预后较 3 岁以下的患儿好，术后脑血流动力学改进达 71％～84％。有学者认为，由于患者在自然病程中很可能发生脑梗死，故发现烟雾病后，尽早手术对改善预后是有益的。

（一）脑缺血型烟雾病的手术治疗

脑血管重建的手术指征：烟雾病患者临床出现缺血症状，在 PET 检查为脑血流灌注贫乏或 SPECT 检查脑血流为 2 期血流动力学的脑

缺血,均是脑血管重建的手术指征。烟雾病患者出现脑缺血症状,
SPECT显示脑血管储备降低时也应考虑进行脑血管重建手术(证据水
平Ⅲ)。为防止出血性烟雾病再出血,即或脑血管储备不降低亦应行脑
血管重建手术(证据水平Ⅲ)。脑血管重建手术有两种方式:包括直接
脑血管重建手术(搭桥)手术和间接脑血管重建(旁路移植)手术。

　　1.直接脑血管重建(颅内外血管直接旁路移植)手术　　Yasargil于
1970年首先行颞浅动脉(STA)大脑中动脉(MCA)旁路移植手术治疗
烟雾病,此后被广泛用于治疗缺血性烟雾病,但在儿童因MCA在脑皮
质的主要分支细小,直接行血管旁路移植手术有一定困难。颅内外血
管直接旁路移植术后,颅外动脉血流直接向缺血区脑组织供血,能立即
增加脑血流和改善脑缺血症状。术后脑缺血发作或脑梗死消失或减
轻。围术期脑缺血性卒中的发病率低,一般在3.5%左右。直接旁路移
植手术的病死率为0.7%,罹患率为3.5%~9.2%。术后主要并发症有
脑缺血性发作、脑卒中、颅内出血、术区头皮坏死、伤口感染等。围术期
最引人注意的并发症为“脑高灌注综合征”,特别是手术前有严重脑缺
血的患者更易出现,多在术后2~14d出现神经功能恶化,似脑缺血或
卒中发生,但MR弥散成像并未显示新的脑梗死,SPECT或PET检查
显示手术侧脑血流增多。上述症状在术后几周后消退,常不遗留永久
性神经功能障碍。因此,术前术后脑血流的监测十分重要,对发现灌注
过度的诊断有价值。直接旁路移植手术后出现高灌注引起短暂性神经
体征恶化的发病率为16.7%~38.2%。研究显示直接旁路移植手术在
烟雾病患者比非烟雾病患者产生高灌注的发病率高,烟雾病组发生率
21.5%,而非烟雾病组为0%~4.5%。烟雾病患者易出现灌注过度的
确切原因尚不清。有报道烟雾病患者软脑膜内血管构造脆弱如内膜变
薄,血管弹力层呈波浪状或折皱状可导致在颅内外旁路移植区周边动
脉更脆弱,当血管重建后过度氧化反应也可影响血管的通透性,因而出
现短暂性神经体征恶化和(或)出血性并发症等。另外烟雾病患者的硬
脑膜、蛛网膜和血液中均有血管上皮生长因子和基质金属蛋白的表达

增加,而两者在烟雾病患者表达的增加,至少部分是血管脆弱和易产生高灌注的原因。STA-MCA吻合后MCA血供可通过软脑膜建立的侧支循环向大脑前动脉(ACA)供血区供血,所以并不都需要再行STA-ACA吻合术,其仅在ACA供血区有明显缺血症状的患者中应用,这种病例是较少的,此时STA额支可与ACA分支吻合,旁路移植后脑血管造影显示ACA供血区血流动力学改善。烟雾病使大脑后动脉(PCA)受累者可达25%～60%。此类患者是缺血性卒中的高危人群,因为烟雾病患PCA是到颈内动脉(ICA)分布区供血的重要侧支循环途径,患者可产生枕叶或颞枕叶脑梗死,此时应行STA、枕动脉(OA)-大脑后动脉(PCA)旁路移植手术。Meaiwala等报道美国39例烟雾病65次脑血管重建手术治疗,其中36例行直接旁路移植,3例间接旁路移植,其中26例行双侧旁路移植,13例单侧,共行65次手术,手术并发症8例(12.3%),包括伤口感染3例,无症状脑梗死5例,死亡3例(1例死于心肌梗死),2例手术邻近部位出血。术后平均随访42.9个月,5例术前出血者有1例术后2个月再出血,术前缺血性发作者,术后6例有短暂性缺血性发作(TIA)其他术后功能均改善。术后2个月复查单侧旁路移植者80%脑血流较术前改善,而双侧旁路移植者100%改善。Guzeman等报道1991-2008年329例烟雾病患者行557次脑血管重建手术治疗,其中成人233例行389次手术,儿童96例行168次手术。直接旁路移植手术成人为95.1%,儿童为76.2%,MCA直径>6mm,4.5岁以上儿童均能行直接旁路移植手术,其中264例450次手术得到长期随访(平均随访4.9年)。手术罹患率3.5%,病死率为0.7%,5年危险性(包括围术期、术后卒中或死亡)为5.5%,在171例表现为TIA患者中,1年以后91.8%无TIA发作,术后生活质量改善,术前修正Rankin评分为1.62,随访末(4.9年)为0.83(P<0.0001)。71.2%生活质量改善,23.6%无变化,5.2%恶化。结论是:脑血管重建手术治疗烟雾病危险小,可有效阻止以后的缺血性危险,提高生活质量,因此烟雾病一旦确诊,应尽早行血管重建手术治疗。

2.间接脑血管重建(旁路移植)手术　间接旁路移植手术种类很多,包括脑颞肌贴附术(EMS)、脑颞肌血管连通术、脑硬脑膜血管连通术(EDAS)、脑硬脑膜血管颞肌连通术(EDAMS)、脑帽状腱膜骨膜连通术(EGPS),脑硬膜动脉血管帽状腱膜连通术(EDAGS)、颅骨多处钻孔,大网膜移植等手术。间接旁路移植手术是用颅外动脉供血的组织为供体,贴附于缺血脑区的脑表面建立侧支,使颅外供体组织向脑缺血区供血,此侧支循环形成较慢,一般需要3~4个月,因此在围术期发生缺血性卒中的危险比直接旁路移植手术高,但操作技术简单较安全,文献报道间接旁路移植手术围术期缺血并发症为4%,直接旁路移植手术为2%。以往的研究已证实间接旁路移植手术在儿童100%可建立良好的侧支循环,但有40%~50%成人并不能建立侧支循环。另外,侧支循环的建立只有在手术暴露范围内的脑区。最近的临床研究已证实儿童烟雾病的开颅行间接旁路移植手术疗效并不理想,对儿童智力下降无改进。据报道EMS在1977年由Karasawa首先应用,以后应用甚广,其将颞肌贴于脑表面,并固定于术野边缘的硬膜上。EDAMS由Matsushima在1979年首先提出并应用于临床,此手术要分离一部分颞浅动脉并保证其血流通畅,然后将颞肌贴于外侧裂的脑区,切开硬膜和多处蛛网膜,使暴露的血管与肌肉、硬膜与脑皮质接触,并使脑膜中动脉参与侧支循环的形成。此外尚有使帽状腱膜也参与供血的EDAGS等手术。Nakagawara等利用SPECT检查成人烟雾病患者中有高级脑功能障碍者,发现因长期脑血流动力学改变,患者额叶内侧面有不同程度的脑梗死和皮质神经元减少。对额叶缺血明显出现高级脑功能障碍者,间接血管重建手术开颅时应尽量向前包括额叶,侧支循环形成后能够改善该区脑缺血的症状。1980年后在日本广泛应用间接旁路移植手术治疗烟雾病,有许多回顾性临床研究发现使用EDAS,特别是儿童可有效地建立侧支循环减轻临床症状,但也发现一些并不能有效地建立侧支循环减轻临床症状,甚至完全失败的报道。EDAS后72%可产生良好的侧支循环,28%侧支循环不佳或全无。文献报道间接搭桥手术的并发症有肥大的颞肌引起占位病变压迫脑组织、发生癫痫、美容等问题。为了克服间接旁路移植手术的缺点和不足,提高手术疗效,增加侧支循环范围,从 20 世纪 90 年代早期几组报道改进间接旁路移植手术使其增加对 ACA 和 PCA 供血区的血流量。1992 年 Inoue 等行额叶的 EMAS 以改进 ACA 供血区的灌注。1993 年 Kinugasa 联合应用 EDAMS,从一个单一的间接旁路移植手术发展到多处间接旁路移植手术,如在额叶用 EMAS,在颞顶区用 EDAS 和 EMS 结合,通过两个开颅行三个间接旁路移植手术,使用 STA 前支和额肌行 EMAS 为额叶供血,STA 后支和颞肌行 EDAS 和 EMS 向颞顶区供血,这样联合间接旁路移植手术不仅恢复 MCA 区的血供,而且也向 ACA 或 PCA 流域供血,术后血管造影显示有广泛的侧支循环建立。Tenjin 和 Ueda 1997 年用多个 EDAS 手术,利用 STA 额顶支和 OA 向 ACA 和 PCA 流域供血,这些联合间接旁路移植手术对儿童十分有效。Scott 等于 2004 年报道 143 例儿童烟雾病患者行间接血管重建手术 271 次。平均随访 5.1 年,术后 30d 内 7.7% 发生脑卒中,4 例发生晚期脑卒中,1 例有 TIA 发作。1 年后血管造影 65% 患者新生血管充盈 MCA 供血区的 2/3,25% 充盈 1/3～2/3,10% 充盈 MCA 供血区的 1/3。2009 年 Fung 复习 1996～2004 年英文文献共报道 1448 例烟雾病患者,91% 在 21 岁以下,其中 73% 病例行间接血管重建手术,23% 行直接、间接联合手术。围术期脑卒中或可逆性缺血性意外的发生率为 4.4% 和 6.1%,术后平均随访 53.7 个月,在术前有症状的 1156 例中 51.2% 症状完全消失,35.5% 改进(发作频率减少或症状严重程度减轻),10.5% 无变化,2.7% 恶化。70%～74% 可独立正常生活,直接和间接手术疗效差异无统计学意义,间接旁路移植手术 72% 侧支循环良好,范围达 MCA 供血区的 1/3 以上,16.8% 侧支循环差。Choi 等报道 88 例烟雾病,26 例患者行间接旁路移植手术平均随访 28.8 个月,缺血性烟雾病术后 87.6% 症状消失或明显好转,日常生活活动(ADL)改进者占 55%,无变化 29%,加重者 16%;未行手术治疗 52 例,平均随访 67.2 个月,ADL 加重者占 49%,改进者占 26%。63 例出血型术后 2 例有再出血发生。某学者报道成人烟雾病 312 例侧半球行 EDAS 治疗,术后平均随访 26 个月(3～62 个月),56.6% 显示良好的颅内外血管重建效果,缺血性症状消失者 34 例,明显好转者 185 例,两者共占 87.6%,显示应用 EDAS 能明显改善和预防成人烟雾病的脑缺血发作并有预防再出血的作用。

3.直接间接联合血管重建手术 20 世纪 90 年代为了提高血管重建治疗烟雾病的疗效,将直接、间接旁路移植手术联合应用治疗烟雾病。Ku-roda 和 Houkin 报道 58 例烟雾病行直接间接联合血管重建手术治疗已随访 10 年,术后脑血管造影、SPECT 或 PET 检查脑血流动力学在手术侧大脑半球明显改善,未再出现脑缺血症状或出血性脑卒中。Fujimura 等报道 106 例烟雾病患者,平均年龄 33.1 岁,对 150 个大脑半球行直接间接旁路移植手术联合,随访至少 12 个月,平均为 58.4 个月,随访期无脑血管意外发生为 89.3%,TIA 发生 8.6%,脑梗死 0.66%,脑出血 1.33%。结论:直接间接联合血管重建手术治疗烟雾病是安全有效的,术后灌注过度和围术期脑梗死或脑出血是其潜在并发症,加强术后管理和急性期的脑血流检测有助于减少并发症的发生。Kim 等报道 96 例成人烟雾病 134 次旁路移植手术(72 例直接间接联合旁路移植和 62 例 EDAGS),围术期神经系统并发症在联合手术治疗组为 23.9%,在间接旁路移植手术组为 19.7%,围术期并发症常见于联合手术组,但较轻。在联合手术组 83.1% 手术效果良好,在间接旁路移植组为 82%。术后 2～18 个月(平均 6.8 个月)复查血管造影,显示侧支循环形成良好者在联合手术组占 80.3%,间接旁路移植组仅为 75.4%(P=0.045),但两组差异无统计学意义。某学者行直接间接联合血管旁路移植手术治疗 226 例儿童烟雾病,术后平均随访 15.5 年,结果 28% 神经系统症状完全消失,31% 显著进步,20% 轻度进步,19% 无变化,2% 死亡,总有效率为 79%,结论是:直接间接联合颅内外血管重建手术对改善儿童脑缺血有明显疗效。脑血管重建手术治疗出血性烟雾病目前还有争议,烟雾病患者发生颅内出血则对患者生存和神经功能造成严重影响,现已证实烟雾病患者脑出血常来自扩张脆弱的烟雾血管或其上形成的动脉瘤破裂,随访 4~6 年出血性烟雾病的再出血率为 14.3%~18%,估计每年出血危险为 7%。迄今尚无阻止出血性烟雾病再出血的统一策略.直接血管重建手术后烟雾血管或其上形成的动脉瘤消失或减少,减轻了侧支循环中的血流动力学重担,可减轻或预防再出血的发生,因而再出血和缺血性发作的频率均下降,在缺血性烟雾病直接搭桥术后长期随访再出血比非手术治疗低(证据水平Ⅲ)。另外出血性烟雾病搭桥术后还可防治脑缺性发作等脑血管意外发生,防止出血性烟雾病患者缺血性发作。多个临床研究认为直接旁路移植手术能阻止再出血,日本一个大规模的回顾性研究在 57 个研究单位对 290 例出血性烟雾病患者进行观察,其中 138 例行药物治疗,152 例行血管重建手术治疗,药物治疗组在随访期有 23.8% 发生出血,手术治疗组则为 19.1%。某学者报道 16 例出血性烟雾病行直、间接血管重建后随访 4 年多未再发生出血。日本烟雾病 2009 诊治指南中指出,出血性烟雾病行间接旁路移植手术的疗效不如缺血性烟雾病好,但对阻止脑血管意外发生和脑缺血性发作仍是有益的,并可防止出血性烟雾病患者的缺血性发作。2012 指南认为血管重建手术可考虑对出血性烟雾病进行治疗,但目前尚缺乏有充分科学依据的临床证据,为了解决这个难题,在日本一个多中心、随机、前瞻性阻止烟雾病再出血研究(TAM)于 2001 年开始进行检测血管重建术对出血性烟雾病的疗效与非手术治疗组相比,随访 5 年,其结果将于近期年公布。

　　综上,日本 2012 年再版的烟雾病的诊断及治疗指南的结论是:外科血管重建对治疗缺血性烟雾病是有疗效的,推荐使用脑血管重建手术(推荐级别 B)。其理由是大量文献已证实血管重建手术能减少缺血性烟雾病患者 TIA 发作频率和降低脑梗死的危险性,能改善生活质量和高级神经活动的长期预后,直接或间接脑血管重建手术或两者的联合均可改善脑血流动力学,达到上述疗效。间接血管重建手术在成人不如直接旁路移植手术有效,但在儿童无论是直接旁路移植、间接旁路移植手术均可改善预后。血管重建手术可考虑对出血性烟雾病进行治疗，但目前尚缺乏有充分科学依据的临床试验。

4.其他手术方式　治疗 Moyamoya 病早期还有颈动脉交感神经切断(PVS)与颈上交感神经节切断(SCG)和大网膜移植等方法，近来报道比较少。

5.术中的注意事项

(1)开颅骨窗的位置：多数报道是在侧裂后部额颞顶交界处开一个骨窗，但根据术前脑血管造影和脑血流动力学检测的结果，也可能会在额叶、颞顶叶 STA 分支的走行区域各开一个骨窗。一个骨窗内可进行多种吻合术式，具体术式因手术医生对患者情况判定和对手术方式的熟悉程度不同而定。

(2)保护已存在的硬膜-脑皮质间自然吻合的血管：Moyamoya 病人的自然血管吻合可发生于颅缝和颅底等区域的硬脑膜血管和脑皮质血管之间，术前的脑血管造影能观察到发病时已存在的硬膜-脑皮质间自然吻合的血管，显示颈外动脉系统已自发的开始向颅内缺血的脑组织供血，手术时应注意保护这些已存在的侧支循环。开颅时应注意保护 MMA，打开骨窗时应参照血管造影(颈外动脉侧位像)中 MMA 的走向，颞叶基底部 MMA 附近的颞骨最好分块去除。

6.手术并发症

(1)切口脑脊液漏和皮瓣下积液：由于术后关颅时不能将硬脑膜完全缝合(否则会阻断颈外动脉系统的供血)，脑脊液会充盈到硬膜外，有发生切口脑脊液漏和皮瓣下积液的可能。

预防措施：减小分离 MCA 时蛛网膜的切口，术后缝合蛛网膜，采用生物胶、生物纤维素等材料封闭蛛网膜和硬脑膜缺口，密切缝合切口等。

(2)缺血性并发症：TIA 多数在术后 6 个月以后消失。

(3)出血性并发症：急性硬膜下血肿有占位效应的应尽快手术清除血肿；慢性硬膜下血肿可钻孔引流，但这种血肿会阻碍间接吻合手术后吻合血管的形成。

(4)癫痫：多数是短时一过性的癫痫发作，药物可以控制。

(5)皮瓣皮肤缺血坏死：极少见，需要整形外科协助修复伤口。

7.术后的长期预后 由于 Moyamoya 病的具体手术治疗方式很多，而已有的研究报道中病例数多在 20～100 例，有限的例数使得很难评价哪一种手术方式更好。但对于血管吻合手术和非手术治疗两种治疗方式，绝大多数研究认为前者适合于儿童型缺血性 Moyamoya 病。第一次手术后临床症状长期无改善者，根据复查脑血管造影和脑血流评价的情况考虑是否再次手术。综合报道目前有 50%～70% 的病人术后能长期进行正常社会生活，如上学、工作等；一些病人遗有很小的残疾，生活需要他人简单帮助；极少一部分病人则不能离开他人的帮助，临床症状表现上多为精神障碍及运动、感觉障碍等，如果发生多发脑梗死则预后较差。预后较好者术后远期一些无创检查检测脑血流情况，如 SPECT、Xenon-enhanced CT 等显示大脑中动脉供血区血流明显增加，但术后长期的 DSA 资料很少。

8.相关报道 我国关于缺血型 Moyamoya 病的外科治疗报道了较大的一组以改进的颅外颅内动脉吻合及脑-颞肌-血管连通融合相结合的血供重建术（Bypass＋EDAMS），治疗 226 例 15 岁以下儿童 Moyamoya 病的情况，经 8 年（平均 15.5 年）以上随访，神经系统症状完全恢复者达 28%，显著进步 31%，轻度进步 20%，无变化 19%，2% 死亡，血供重建的方法对改善儿童 Moyamoya 病脑缺血状态有明显作用。随后，某学者报道对 5 例儿童型 Moyamoya 病进行脑-颞肌颞浅动脉贴敷术（EDAMS），随访 4～6 年，没有脑缺血或脑梗死等并发症出现，复查 MRA 见大脑中动脉供血增高。另外有学者也报道以脑-颞肌-颞浅动脉贴敷术（EDAMS）治疗 7 例儿童型 Moyamoya 病，随访 1.5～3 年，4 例症状消失，3 例好转，复查脑血管造影见颞浅动脉发出细小的穿支血管为原缺血的脑皮质供血，原颅底烟雾血管减少。近年来某学者比较了颞浅动脉贴附（EDS 或 EDAS）、颅骨多点钻孔、颈动脉外膜剥脱或颅骨多点钻孔同时联合颈动脉外膜剥脱四种手术方式,发现各组疗效没有明显差别。

(二)颅内出血型 Moyamoya 病的手术治疗

出血是 Moyamoya 病致死的主要病因。小血肿可行非手术治疗,大血肿可行血肿清除手术,脑室内出血可行脑室外引流,脑室铸型者可先于两侧额角钻孔直接清除脑室内血肿,再持续外引流。出现脑积水者可行脑脊液分流手术,慢性期可行血管吻合手术。进行血管吻合手术有利于降低 Moyamoya 血管的血流动力学张力。但另一方面,血管吻合手术后脑灌注压明显增高,脑血流量增加,使脑出血的风险同样加大。但从理论上分析,脑组织最终还是会从增加的血液供应中获得益处,因此一些医生应在控制风险因素的前提下,为出血型 Moyamoya 病进行血管吻合手术。

第四章　其他脑血管疾病

第一节　颅内动脉瘤

颅内动脉瘤是脑动脉的局限性异常扩大，以囊性动脉瘤最为常见，其他还有梭形动脉瘤、夹层动脉瘤等。颅内动脉瘤是自发性蛛网膜下腔出血(SAH)最常见的原因。

【诊断标准】

1.临床表现

(1)出血症状：动脉瘤破裂引起蛛网膜下腔出血、脑内出血、脑室内出血或硬脑膜下腔出血。突发剧烈头痛是最常见的症状，见于97%的患者。通常伴呕吐、意识障碍，甚至呼吸骤停、晕厥、颈部及腰部疼痛(脑膜刺激征)、畏光。如果有意识丧失，患者可能很快恢复神志。可伴发局灶性脑神经功能障碍，如动眼神经麻痹而导致复视和(或)上睑下垂，出血随脑脊液沿蛛网膜下隙向下流动的刺激腰神经根引起腰背部疼痛。

(2)体征

①脑膜刺激征颈强直(特别是屈曲时)常发生于出血后 6～24小时。

②高血压。

③局灶性神经功能丧失如动眼神经麻痹、偏瘫等。

④意识状态变差。

⑤眼底出血。

(3)局灶症状：即非出血症状，如动脉瘤体积缓慢增大，压迫邻近神经，也可出现相应的神经功能缺损症状。

①视神经症状：如视力下降、视野缺损和视神经萎缩等。

②动眼神经麻痹：常见的为一侧动眼神经麻痹。

③海绵窦综合征。

④癫痫。

(4)脑血管痉挛：脑血管痉挛分为早期和迟发性血管痉挛。早期血管痉挛，发生于出血数小时之内，也称即刻脑血管痉挛，多因机械性反应性因素引起，表现为出现后意识障碍、出血量不大，但呼吸突然停止、四肢瘫痪或截瘫。迟发性脑血管痉挛发生于 SAH 的 4～5 天以后，也称为迟发性缺血性神经功能缺失（DIND）或症状性血管痉挛，是 SAH后病情加重的原因之一。临床特征表现为精神混乱或意识障碍加深，伴局灶性神经功能缺损（语言或运动）。症状通常缓慢发生，包括头痛加重、昏睡、脑膜刺激征和局灶性神经体征，可出现以下临床综合征。

①大脑前动脉综合征：额叶症状为主，可表现为意识丧失、握持/吸吮反射、尿失禁、嗜睡、迟缓、精神错乱、低语等。双侧大脑前动脉分布区梗死通常由于大脑前动脉瘤破裂后血管痉挛引起。

②大脑中动脉综合征：表现为偏瘫、单瘫、失语（或非优势半球失认）等。

"迟发性血管痉挛"诊断是在排除其他原因的基础上建立的，单凭临床较难确诊，可行 TCD 或 TCI 检查协助诊断；必要时可行 3D-CTA和 DSA 明确诊断。

2.辅助检查　包括 SAH 和脑动脉瘤两个方面的评估诊断。

(1)头部 CT　头部 CT 检查是诊断 SAH 的首选检查，也可对脑动脉瘤的某些方面作初步评估。通过颅脑 CT 扫描还可评定以下方面。

①脑室大小：21％动脉瘤破裂患者立即发生脑积水。

②颅内血肿：有占位效应的脑内血肿或大量硬脑膜下血肿。

③脑梗死。

④出血量：脑池、脑沟中出血量多少是预测血管痉挛严重程度的因素。

⑤部分患者可以通过头部 CT 检查初步预测动脉瘤的位置。

此外，CTA，尤其是 3D-CTA 对诊断脑动脉瘤有较大参考价值，在急诊情况下可作为首选。

（2）腰椎穿刺：SAH 最敏感的检查方法，但目前已不常用。可发生假阳性，例如穿刺损伤。脑脊液检验阳性表现包括压力升高，脑脊液为无血凝块的血性液体，连续几管不变清。

（3）数字减影脑血管造影：数字减影脑血管造影（DSA）是诊断颅内动脉瘤的"金标准"，大部分患者可显示出动脉瘤的部位、大小、形态、有无多发动脉瘤，脑血管造影还可以显示是否存在血管痉挛及其程度。

脑血管造影的一般原则如下。

①首先检查高度怀疑的血管，以防患者病情改变，而不得不停止操作。

②即使动脉瘤已经显现，建议继续完成全脑血管（4 根血管：双侧颈内动脉和双侧椎动脉）造影，以确诊有无多发动脉瘤并且评价侧支循环状况。

③如确诊有动脉瘤或者怀疑有动脉瘤，应摄取更多的位像以帮助判断和描述动脉瘤颈的指向。

④如果未发现动脉瘤，在确定血管造影阴性之前，建议如下。

使双侧小脑后下动脉起始部显影：1%～2%动脉瘤发生在 PICA 起始部。如果有足够的血流返流到对侧椎动脉，通过一侧椎动脉注射双侧 PICA 通常可以显影，偶尔除了观察对侧 PICA 的返流外，还需要观察对侧椎动脉情况。

颈内动脉交叉造影，了解脑内前后交通动脉及侧支循环情况，即在照汤氏位相时，可通过一侧颈内动脉注入造影剂，压迫对侧颈内动脉，使造影剂通过前交通动脉使对侧颈内动脉显影；在照侧位相时，通过一侧椎动脉注入造影剂，压迫任一侧颈内动脉，使颈内动脉系统显影。

(4)头部MRI：最初24～48小时内不敏感（正铁血红蛋白含量少），尤其是薄层出血。约4～7日后敏感性提高（对于亚急性到远期SAH，10～20日以上，效果极佳）。对于确定多发动脉瘤中的出血来源有一定帮助，并可发现以前陈旧出血的迹象。MRA作为无创检查对诊断脑动脉瘤有一定参考价值，可作为辅助诊断方法之一。

【治疗原则】

1.病因治疗　颅内动脉瘤的治疗关键是病因治疗，即针对颅内动脉瘤的手术或血管内栓塞的病因治疗，治病必求其本，而其次为SAH及其并发症的对症治疗。动脉瘤的治疗取决于患者的身体状况、动脉瘤的大小及其解剖位置、外科医师的手术处理能力，以及手术室的设备水平等。对于大多破裂的动脉瘤而言，最佳的治疗是手术夹闭动脉瘤颈或行血管内栓塞动脉瘤腔，使之排除于循环外而不闭塞正常血管，从而阻止动脉瘤再出血和增大。

对于因蛛网膜下腔出血急诊入院的患者，应及时向家属交待，患者在住院期间随时可能因动脉瘤再次破裂出血而死亡的危险性。

2.术前处理

(1)患者绝对卧床，有条件者在ICU观察。

(2)观察神志、血压、脉搏、呼吸。

(3)给予镇静（地西泮等）、止血（6-氨基己酸等）、脱水、激素、通便（果导、番泻叶）药物等；同时预防性给予抗癫痫药物，并保持有效血药浓度；钙离子拮抗剂（尼莫地平等）。对于高血压患者应用降压药。

3.手术适应证　对无明显手术禁忌证的患者均可开颅手术夹闭动脉瘤。某些病例也可采用血管内介入治疗。

颅内动脉瘤手术依据手术时间可分为"早期手术"（SAH后6～96小时内）和"晚期手术"（SAH后10～14日以上）。在SAH后的4～10日（血管痉挛期）手术效果较差，不如早期或晚期手术效果好。

4.手术方式

(1)夹闭(切除)术:开颅手术中利用动脉瘤夹直接夹闭动脉瘤的颈部,使其与脑循环隔离,是最为理想的治疗方法。前循环和基底动脉顶端的动脉瘤,一般采用翼点入路,经侧裂暴露、夹闭动脉瘤。

(2)包裹或加固动脉瘤:对于无法夹闭的脑动脉瘤,可以考虑使用一定的材料加固动脉瘤壁,尽可能地阻止动脉瘤再出血的发生。目前临床常用的加固材料是自体肌肉,其他还包括棉花或棉布、可塑性树脂或其他多聚物、Teflon,和纤维蛋白胶等。

(3)孤立术:通过手术(结扎或用动脉瘤夹闭塞)或结合球囊栓塞的方法有效阻断动脉瘤的近端和远端动脉,使其孤立。

(4)近端结扎:是指夹闭或结扎动脉瘤的输入动脉,是一种间接的手术方法。分急性和慢性结扎两种。可能增加血栓栓塞和对侧动脉瘤形成的危险。仅作为直接手术的一种替代方法。

5.血管内栓塞治疗动脉瘤 通过微导管技术将一定的栓塞材料放置在颅内动脉瘤腔内,达到闭塞动脉瘤的目的。

(1)主要方法

①各种类型的可脱性弹簧圈:通过向动脉瘤腔内放置电解、水解可脱性铂金弹簧圈,闭塞动脉瘤囊腔,从而达到闭塞动脉瘤和防止动脉瘤破裂(或再破裂)出血的目的。对于宽颈动脉瘤可采用支架+弹簧圈或球囊辅助技术(R-T技术)来达到闭塞动脉瘤的目的。

②球囊:通过导管将球囊送入载瘤动脉来闭塞载瘤动脉,来孤立动脉瘤,使其血栓形成而达到治疗目的。

③非黏附性液体栓塞剂:适用于颈内动脉虹吸部巨大动脉瘤的治疗。

④带膜支架:适用于眼动脉起点近端颈内动脉动脉瘤。

(2)适应证:一般脑动脉前、后循环,尤其是后循环任何部位的动脉瘤均是血管内治疗的适应证,但对巨大动脉瘤其完全闭塞率较低,尤其适用于手术夹闭困难或夹闭失败的动脉瘤、老年患者或身体状况不能很好耐受手术者、宽颈的动脉瘤,复杂动脉瘤(如后循环动脉瘤、梭形动脉瘤和巨大动脉瘤等)、夹层动脉瘤及假性动脉瘤。

(3)并发症:术中动脉瘤破裂出血;材料脱落导致远端栓塞;血管痉挛;血栓形成;动脉瘤闭塞不全,术后动脉瘤可能再生、增大和再出血等。

6.术中及术后处理

(1)开颅前30分钟应用抗生素、激素和抗癫痫药物。手术后当日注意控制血压。防止脑血管痉挛及脑梗死,可应用尼莫地平等药物,一般用药7~10天。

(2)手术后均应复查脑血管造影,确定动脉瘤夹闭情况。

(3)出院医嘱:一般出院休息3个月后门诊复查。手术前有癫痫发作的患者,术后服用抗癫痫药,监测血药浓度来指导用药。无癫痫发作6~12个月后,可逐渐减(停)药。

7.SAH 的治疗

一般性治疗

①卧床休息:床头抬高15°,减少外界刺激,限制探视,禁止噪音。

②神志和生命体征(包括心律)监测。

③24 小时尿量监测:留置尿管的指征包括:Hunt-Hess 分级Ⅲ级和Ⅲ级以上(除外情况好的Ⅲ级患者);可能有脑性耗盐(CSW)或抗利尿激素分泌不当(SIADH)患者;血流动力学不稳定患者。

④昏迷或呼吸道不通畅的患者(如哮喘)应进行气管内插管或气管切开;同时监测血气分析,必要时给予呼吸机辅助通气。

⑤饮食:如果准备早期手术应禁食水;如果不考虑早期手术,对于清醒患者建议清淡饮食,而伴有意识障碍者早期可禁食,后期给予静脉营养或鼻饲饮食。

⑥预防深静脉血栓和肺梗死可给予弹力袜等。

⑦补液。

⑧吸氧。

⑨血压和容量控制应进行动脉压监测,必须避免血压过高以减少再出血的危险。但低血压会加重缺血,也应该避免。理想的血压控制水平仍存在争议。必须考虑到患者的基础血压水平,袖带测量收缩压120~150mmHg可作为临床的一个指导标准。应用血管扩张剂降低血压时,理论上可以增加未夹闭动脉瘤破裂的危险。对于不安全(未夹闭)的动脉瘤,轻度扩容和血液稀释,以及略微升高血压有助于防止或减少血管痉挛及脑性耗盐。对于夹闭的动脉瘤,可应用积极的扩容和提高血流动力的治疗("3H"治疗)。

第二节　颅内血管畸形

颅内血管畸形是指脑血管发育障碍引起的脑局部血管数量和结构异常,并对正常脑血流产生影响。Lusch-ka(1854年)和Virchow(1863年)首先报道脑动静脉畸形,Pean(1889年)首次成功切除动静脉畸形。Yasargil(1976年)首次报道了显微手术成功切除10例动静脉畸形,无死亡,并发症发生率低。Spet-zler和Martin(1986年)提出著名的分级方法。

Rossell等将颅内血管畸形分为四类:①动静脉畸形;②海绵状血管畸形;③毛细血管扩张;④静脉畸形。它们的组成血管及血管间的脑实质不同。

特殊类型的血管畸形包括:①司特奇韦伯病,又称脑三叉血管瘤病,包括软脑膜血管瘤、皮质内及皮质下白质的钙化、同侧面部皮肤血管痣(葡萄球痣)。痣分布在三叉神经皮结内,为一侧。偶有婴儿白内障。软脑膜毛细血管瘤及静脉血管瘤多见于枕叶、顶叶及颞叶。蛛网膜下腔有密集的血管,脑表面动脉有钙化。脉络丛也可有血管畸形及钙化。多数产后即有症状及体征,有的是之后逐渐发展的。早期脑损害又可引起继发的退变,如交叉性小脑萎缩。罕有出血者。②广泛的新生儿血管瘤病为儿童罕见病。其特点是皮肤或内部器官有多发的血管瘤,脑及脑膜也有多发的血管瘤。症状有早期神经功能障碍及脑积水。

　　尸检显示静脉畸形发生率为 0.5％～0.7％,海绵状血管畸形发生率为 0.5％,毛细血管扩张发生率为 0.3％,动静脉畸形发生率为 0.1％。但临床上却以动静脉畸形最常见,这可能由于动静脉畸形最容易出现症状的缘故。多数血管畸形在显微镜下检查有出血现象,但大量出血的畸形以动静脉畸形最常见,海绵状血管畸形其次.毛细血管扩张及静脉畸形偶见。

　　血管畸形可发生于不同部位,40％～80％在大脑半球,8％～18％在内囊、基底核或脑室。颅内血管畸形约有 6％ 为多发,即有 2 个以上同一种病理的或不同病理的血管畸形,甚至 1 个病人有 20 多个海绵状血管畸形。不仅有脑血管畸形还有脑膜(包括硬脑膜及软脑膜)血管畸形,或者两者兼有。

　　颅内血管畸形可与动脉瘤并存,McCormick 的解剖资料中,血管畸形的发生率约 5％,动脉瘤约 7％,两者并存主要是由于发生率高的原因。血管畸形与动脉瘤的位置多半不在同一血管范围内。动静脉畸形及海绵状血管畸形能缓慢增长扩大,使得海绵状血管畸形产生占位效应,而动静脉畸形周围的脑缺血更加严重,因而出现新的症状及体征。

一、脑动静脉畸形

【流行病学】

　　人群中脑动静脉畸形(AVM)发生率约为 0.1％,2％ 的病变为多发,男女发病率相当。根据尸检结果,约仅 12％ 的 AVM 有临床症状。AVM 是青年人(<35 岁)非创伤性脑出血的最常见原因。多数病变在 40 岁左右发病,75％ 的出血发生在 50 岁前。脑动静脉畸形是胎儿期脑血管形成异常的先天性疾病,但家族性动静脉畸形少见。

【病因病理】

动静脉畸形是由一团动脉、静脉及动脉化的静脉（动静脉瘘）样的血管组成，动脉直接与静脉交通，其间无毛细血管。有些动静脉畸形由于血栓形成或出血破坏，常规血管造影不显影，称为隐匿型动静脉畸形；有些动静脉畸形很大，累及大部分半球，称为巨大动静脉畸形。局部血管呈丛状或血管聚成球形，有一个或多个供血动脉及一个或多个引流静脉。血管的管径大小不一，大的动脉常似静脉样增粗，引流静脉直径可到 1cm。而隐匿型动静脉畸形的供血动脉很小，只有 0.2～0.3cm。血管组成的致密程度不同，有的致密似海绵状血管畸形。镜面血管常有节段性扩张，甚至于成囊状在畸形血管团内缺乏正常的毛细血管床。在这些异常血管之间夹杂有胶质样变的脑组织，以及充满含铁血黄素的巨噬细胞。血管壁的厚薄不一，多由纤维组织构成，偶有平滑肌纤维，多无弹力层。异常血管内常有血栓形成或机化及钙化，并可伴有炎性反应。超微结构检查，动静脉畸形血管中仅有一部分能分辨出动脉和静脉结构，而大部分病变血管不能区别血管结构。位于脑表面，动静脉畸形的软膜增厚、不透明。镜下搏动的动脉及静脉，因含有红色及蓝色层状或涡流状血流，往往辨认不清。引流静脉有时也动脉化呈红色。

由于畸形血管盗血，使其周围脑组织供血减少，因而出现盗血症状。这种盗血是由于动静脉瘘造成的，在脑血管造影上极易显示，同时可见对畸形病灶周围正常脑组织的供血减少（其动脉充盈不良，甚至完全不充盈）。

动静脉畸形是一种先天性疾病。在胚胎早期，原始的动脉及静脉是相互交通的，之后由于局部毛细血管发育异常，动脉及静脉仍以直接沟通的形式保留下来。由于没有正常的毛细血管阻力，血液直接由动脉流入静脉，使静脉因压力增大而扩张，动脉因供血多，也逐渐增粗，加上侧支血管形成及扩大，形成纡曲、缠结、粗细不等的畸形血管团，血管壁薄弱处扩大成囊状。血管畸形，附近脑组织因缺血而萎缩，或因陈旧出血而黄变。畸形的血管团一般呈楔形分布,尖端指向脑室壁。

　　动静脉畸形的出血与其体积的大小及其引流静脉的数目、状态有关,即中小型(<4cm)的容易出血;引流静脉少、狭窄或缺乏正常静脉的引流者容易发生出血。至于与年龄、性别、供血动脉数目、部位似无明显的关系。

　　幕上动静脉畸形接受大脑前、中、后动脉的分支供血,深部动静脉畸形的供血来自大脑后动脉、脉络膜前及后动脉、豆纹动脉。浅部动静脉畸形的供血主要来自大脑中动脉的分支,它们埋藏在脑沟内。除非极小动静脉畸形外,大多数由 2 支或 2 支以上主要脑动脉供血。幕下动静脉畸形由小脑上、小脑前下或小脑后下动脉供血,有时 3 支都供血。深部穿通支供应脑干及其周围的动静脉畸形。大的脑动静脉畸形是由血管组分隔构成,各组皆有自己的供血动脉及引流静脉。各血管组之间并不交通。有时只是畸形血管团的一部分引起症状,可选择性地栓塞这一部分。

　　正常灌注压突破综合征(NPPB):由于脑动静脉畸形盗血,造成畸形周围的正常脑供血不足,使脑组织慢性缺血。因而这部分血管处于扩张状态,丧失了自动调节能力。一旦动静脉畸形被切除,或其主要输入动脉被闭塞,原来被动静脉畸形盗取的血液重新流入慢性扩张的血管,以高流量注入微循环,使病理性扩张的血管不能耐受这种改变,导致血管源性水肿,毛细血管破裂,脑实质出血。这一理论可解释某些术后数小时或数天内发生的颅内血肿和脑水肿。这种情况在手术病例中仅占 3%～4%。

　　高流量的动静脉畸形由于动静脉短路分流严重,血流量大,血液流速快,供血动脉会逐渐扩张及变长。使周围脑组织的血液供应减少,但仍不能满足分流需要,故常通过脑底动脉环的吻合血管,向畸形血管盗血。如一侧大脑中动脉动静脉畸形,可有同侧大脑前动脉,甚至椎-基底动脉系统的盗血现象,使远离动静脉畸形部位的脑组织供血也减少。

【部位和分类】

按部位颅内动静脉畸形可分为六个区域,即硬脑膜、单纯皮质、皮质至脑室、半球深部、小脑及脑干。以上部位中,浅部的手术较容易;深部者较困难,且有一定危险;脑干者最危险。浅部功能区的手术容易出现神经功能障碍。

Stein 按部位分为以下几型。

1.表浅型(软膜、皮质) 主要累及脑膜及皮质。

2.深或中央型 累及皮质下灰质及邻近的白质。

3.髓质型 主要累及髓质动脉及静脉。

4.其他 旁中央(基底核及脑室)及中线型(胼胝体、脑干、小脑)。

【临床表现】

小的动静脉畸形常无症状,甚至动静脉畸形相当大也可无症状。除非出血或引起癫痫才被发现,绝大多数是出血后才诊断出来,其次是寻找癫痫原因发现的。有的由于长期顽固性头痛而发现。其症状因动静脉畸形的部位、大小、有否出血或缺血等而定。

1.出血 这是颅内动静脉畸形最常见的症状,占 52%～77%,50%以上在 16～35 岁发病。出血的最常见危险因素是以前发生过出血和深静脉引流,此外过高的供血动脉压力、引流不畅、合并动脉瘤、男性病人及小的病灶也被认为是出血的危险因素。出血与季节无关,通常发生在正常活动时。妊娠期间的出血危险增加。出血可至脑实质或脑室内和蛛网膜下腔。血管畸形的大小、部位与出血的发生有关,很大的动静脉畸形比小的动静脉畸形出血少,中心型动静脉畸形较边缘型易出血。因是扩张的静脉出血,所以不像动脉瘤出血那样剧烈。一般出血不多,大量出血仅占 16%。脑动静脉畸形患者如任其自然发展,年出血率为 2%～4%,约 50% 的患者一生中会发生出血;第一次出血约有 10%死亡,以后每 10 年由于再出血死亡也为 10%。

2.癫痫 可在颅内出血时发生,也可单独出现。27%～38%的病人以癫痫首发症状。癫痫的原因是动静脉短路使脑局部缺血,邻近脑组织胶质样变,颞叶动静脉畸形的点火作用。癫痫大发作与局灶性癫痫的发生率几乎相等,精神运动性发作与小发作较少出现,一般由病变和出血的位置和范围而定。

3.头痛 多数是颅内出血的结果,除此而外,约 15% 没破裂的动静脉畸形病人有持续性的或反复发作性头痛,往往是顽固性头痛。头痛与动静脉畸形部位符合的仅占 13%～36%,所以定位意义不大。

4.局灶性神经功能症状 约 10% 的动静脉畸形可表现为不同程度的局灶性神经功能症状。

由血管畸形部位、血肿压迫、脑血液循环障碍及脑萎缩区域而定。如额叶智力及情感障碍;基底核区肢体运动障碍等。

5.其他症状 颅内吹风样血管杂音占所有动静脉畸形患者的 2.4%～38%;精神症状的发生率为 30%～72%;婴儿及儿童可能因为颅内循环短路出现心力衰竭。

【诊断】

动静脉畸形的诊断依靠脑血管造影或磁共振扫描。CT 扫描也有帮助,还应结合临床症状及体征及其他检查手段来全面考虑。

1.脑血管造影 蛛网膜下腔出血或自发性脑内血肿应行脑血管造影或磁共振血管成像(MRA)。对于大的动静脉畸形应行双侧颈动脉及椎基底动脉造影,有时还需要做超选择性供血动脉造影,以全面了解供血动脉、引流静脉及盗血情况。脑动静脉畸形的动脉血不经过毛细血管网而直接进入静脉系统,由动脉注射造影剂后很快(<1.5s)即能见到引流静脉。这种直接的短路造成以下后果:①静脉淤滞,大量动静脉分流使得静脉窦内血液淤积,造成皮质静脉淤滞。②盗血,大量的动静脉分流使动静脉畸形周围的脑组织缺血。③脑动静脉畸形的管壁薄,再受到血液压力易于扩张,引流静脉扩大最明显,甚至局部扩张形成静脉瘤。④长期的静脉淤滞,可能造成静脉窦梗阻。

Lasj aunias 等(1986 年)行颅内超选择性血管造影,见畸形血管结构如下:①动脉直接输入病灶(血管团)。②动脉发出分支输入病灶。

③与血流有关的动脉扩张形成动脉瘤。④发育不良性动脉瘤。⑤直接的动静脉瘘。⑥病灶内的动脉扩张形成动脉瘤。⑦病灶内的静脉扩张形成静脉瘤。⑧引流静脉扩张。

富于血管的脑肿瘤与脑动静脉畸形有时不易区别。其在血管造影上的鉴别点如下：①动静脉畸形有异常血管团,血管浓染,肿瘤血管染色淡。②动静脉畸形血管短路,动脉期即可见静脉出现。肿瘤罕见。③动静脉畸形供血动脉、引流静脉明显增粗及纡曲,肿瘤仅动脉轻微扩大,静脉改变不明显。④动静脉畸形仅有出血形成血肿才有占位效应,肿瘤本身即有占位效应。

2.CT 扫描　动静脉畸形无血肿者,CT 平扫可见团状聚集或弥散分布的蜿蜒状及点状密度增高影,其间则为正常脑密度或小囊状低密度灶。此外动静脉畸形钙化常见,呈点状或小结节状。

3.磁共振影像（MRI）及磁共振血管成像（MRA）　MRI 可见蜂窝状或葡萄状血管流空低信号影（快速血流）,对动静脉畸形的供血动脉、病灶、引流静脉、出血、占位效应、病灶与功能区的关系均能做出判断。

【治疗】

脑动静脉畸形的治疗主要包括：①动静脉畸形切除术；②介入栓塞术；③放射外科治疗。

治疗的目的：①阻断供血动脉及去除畸形血管团,解决及预防出血；②治疗癫痫；③消除头痛；④解决盗血,恢复神经功能。

Pean(1889 年)首次成功切除动静脉畸形,到目前为止手术切除动静脉畸形仍是彻底治疗这种疾病的最好方法,被认为是金标准。切除畸形血管只要尽量靠近病灶,保护功能区皮质特别是在显微镜下小心操作,切除后不会影响重要的神经功能。应行显微外科手术切除动静脉畸形,对于巨大的高流量动静脉畸形勿企图用一次手术完全切除,有发生"正常灌注压突破"的危险,可采用分期手术或逐步栓塞术,或两者并用。

1.时机选择　急诊切除动静脉畸形的死亡率及并发症率均高。如症状没有威胁生命则应等行全面检查评估及继发性脑损伤恢复后再治疗；如出血威胁生命则应立即手术，可能时应连动静脉畸形一并切除，如不能切除应择期手术。

2.**适应证**　　目前认为有症状的动静脉畸形时应予以治疗，而没有症状的动静脉畸形应结合病人的年龄、生理心理状况及动静脉畸形病变本身的特点及发展、治疗的风险综合考虑是否治疗。

以下几种情况是治疗的绝对适应证：①动静脉畸形有大量出血或多次小量出血；②顽固性癫痫，药物不能控制者；③顽固性头痛不能缓解者；④精神智力障碍进行性发展者。

以下情况可考虑治疗：①合并灶旁动脉瘤者；②动静脉畸形供血动脉引流静脉呈高流量而引流不畅、循环时间延长者；③病人因病变心理压力大，而病变位于非功能区者。

3.**治疗方法的选择**　　治疗方法的选择有争议，应根据病人的年龄、出血的表现、畸形血管团的特点及深动脉供血情况综合考虑治疗方案。有学者认为 Spetzler-Martin 分级 1～2 级的动静脉畸形建议手术切除，3 级的病人选择综合治疗，而没有症状的 4～5 级的病人建议不治疗。

4.**手术治疗**

(1)寻找动静脉畸形的方法：以前认为沿着引流静脉或供血动脉及出血形成的血肿寻找畸形血管团，随着神经影像学的发展，现可在多功能手术室进行手术，术前根据功能 MRI 检查确定功能区、传导束的位置及与畸形血管团的相对关系，术中在导航指引下切除病灶，还可以行术中荧光造影或脑血管造影检查进一步明确供血动脉及引流静脉，明确畸形血管团是否有残留。

(2)畸形血管团切除的基本方法：对于很小的病变，特别是位于皮质表面的动静脉畸形，可电凝使之完全闭塞。局限于额极或颞极的大的动静脉畸形可距畸形病灶约数毫米处切除；精确的沿动静脉畸形边缘切除，这是最主要而又常用的方法。先阻断皮质到畸形血管团的供血动脉，用双极电凝和吸引器在畸形血管团与正常脑组织之间轻柔的牵开和吸引,遇到较深的供血动脉分离清楚后电凝切断。至少保留一条主要引流静脉直至大多数动脉供应被切断。最棘手的问题是供血动脉主要位于畸形血管团的最深处,难以接近。电凝供血动脉时应注意电凝要确实,电凝血管长度为血管直径的 3～5 倍,然后再切断。供血动脉直径大于 1mm 时,应先以特别小的动脉夹毕后再电凝剪断。

(3)功能区及深部动静脉畸形的手术:包括半球内侧面、扣带回、胼胝体、脑室周围区、脑室内脉络丛、外侧裂,以及优势半球的颞、枕叶底面的动静脉畸形。这类动静脉畸形手术较为困难,容易造成术后并发症,手术治疗要慎重。

5.放射外科治疗 立体定向放射外科治疗为动静脉畸形提供了一个好的方法,报道显示约 80% 的直径小于 3cm 的病灶可通过放射外科治疗治愈。从治疗到完全闭塞为 2～3 年,在病灶闭塞前并不能避免病灶出血。

6.血管内介入治疗 单独血管内介入栓塞治疗动静脉畸形完全闭塞率较低,通常作为姑息治疗,或者是在手术切除、放射外科治疗前的辅助治疗。

【并发症】

手术后估计可能出现"正常灌注压突破现象"的病人,可维持全身适度低血压 4～7d,以避免术后严重脑水肿或脑出血。如果术后术野出血,一般提示仍有残余动静脉畸形。术后 1～2 周应常规复查脑血管造影。如需再次手术,应在 CT 证实脑水肿已消失或临床症状缓解后再施行。

【预后】

报道初次症状性出血的死亡率为 6%～29%,每年并发症和死亡率约为 2.7%,颅后窝病变有更高的并发症和死亡率风险。23%～44% 的患者有再出血,再出血的死亡率为 12%～15%。手术治疗癫痫的效果不佳,而药物治疗效果较为满意。1～3 级的患者手术死亡率和并发症率很低,而高级别的患者手术死亡率和并发症率较高。影响手术效果的因素很多,如病变大小、深浅、部位、供血动脉的来源及多少、引流到静脉系统的方式及静脉本身的畸形、术前神经功能障碍的程度和患者健康状况、麻醉选择、显微手术技巧、手术者个人经验等。

二、海绵状血管畸形

【流行病学】

海绵状血管畸形是指众多薄壁血管组成的海绵状异常血管团,这些畸形血管紧密相贴,血管间没有或极少有脑实质组织,是一种隐性血管畸形。尸检显示海绵状血管畸形发病率为 $0.4\%\sim0.5\%$,约占颅内血管畸形的 16%。多数海绵状血管畸形在 $20\sim40$ 岁发病,男女发病率相当。海绵状血管畸形分两组类型,即家族型和散发型。散发型为 $10\%\sim30\%$ 为多发病变,家族型约 84% 为多发病变。$2.1\%\sim36\%$ 的海绵状血管畸形伴有静脉畸形。

【病因病理】

海绵状血管畸形病因不明确,其实质是畸形血管团.血管团的供血动脉和引流静脉为正常管径的血管,病灶内的压力大于颅内压而小于动脉压,血液速度缓慢,故脑血管造影不能显示畸形血管团病灶。血液滞留也是畸形血管内形成血栓和钙化的原因。海绵状血管畸形可缓慢生长,且可以出现新发病灶。外观常为紫红色,表面呈桑球状,剖面呈海绵状或蜂窝状。其血管壁由单层内皮细胞组成,缺少肌层和弹力层,管腔内充满血液,可有新鲜或陈旧血栓;异常血管间为疏松纤维结缔组织,血管间无脑实质组织。

海绵状血管畸形可发生在中枢神经系统的任何部位,如脑皮质、基底核和脑干等部位(脑内病灶),以及颅中窝、海绵窦、视网膜和颅骨等部位(脑外病灶),但多数病变位于幕上。约 19% 的病例为多发病灶,多发病灶病人常合并身体其他脏器海绵状血管畸形。病变的质地与急性血管团内的血液含量、钙化程度和血栓大小有关,可软、可硬。病灶周围脑组织有胶质增生和黄色的含铁血色素沉积。这种含铁血色素是脑皮质型海绵状血管畸形引起病人癫痫的原因之一。

【临床表现】

多数海绵状血管畸形可能终身没有症状。症状性病变因病灶侵犯部位不同而有不同的症状，主要有癫痫（39%～79%）、出血、头痛和局灶性神经功能障碍，约24%病灶可以没有症状。单发海绵状血管畸形癫痫年发生率约为1.5%，多发病灶癫痫年发生率约为2.5%；单发海绵状血管畸形出血年发生率为0.3%～0.7%，多发病灶出血年发生率约为1.1%。女性容易发生出血；约为6.7%。30.7%的再次出血发生在首次出血后48个月内。尽管22%的患者因出血发生神经功能障碍，但极少发生威胁生命的出血。报道显示预后差的危险因素包括病变生长、再出血、新发病变、妊娠、家族型病变、没有彻底切除的病变、合并静脉畸形病变及位于第三脑室、基底核区、脑干的病变。

【辅助检查】

1.CT 扫描　表现为富含血管的占位征象。脑外病灶平扫时呈边界清晰的圆形或椭圆形等密度或高密度影，注射对比剂后病灶有轻度增强，周围无水肿。如病灶有出血，可见高密度影像。脑内病灶多显示边界清楚的不均匀高密度区，常有钙化斑，注射对比剂后轻度增强或不增强。CT骨窗像可显示病灶周围骨质破坏情况。

2.MRI 扫描　MRI检查是诊断海绵状血管畸形的特异方法。病灶与周围脑组织有明确的边界，呈圆形。病灶在 T_1 加权像呈等信号，在 T_2 加权像或注射对比剂后呈高信号，病灶内有混杂低信号，病灶周围有环形低信号带。这种低信号改变是含铁血黄素的影像改变，具有特征性，是诊断海绵状血管畸形的重要依据。脑外病灶不呈现周围低信号带。

3.脑血管造影　多表现为无特征的乏血管病变，在动脉相很少能见到供血动脉和病理血管；在静脉相或窦相可见病灶部分染色。海绵状血管畸形为富含血管的病变，在造影上不显影的原因可能为供血动脉太细或已有栓塞,病灶内血管太大、血流缓慢使造影剂被稀释。因此,晚期静脉相有密集的静脉池和局部病灶染色是此病的两大特征。

【诊断与鉴别诊断】

海绵状血管畸形主要与脑膜瘤、动静脉畸形鉴别。影像学上,脑内圆形病灶、有混杂密度(代表有不同程度的出血)、MRI 的 T2 像有含铁血黄素沉积是海绵状血管畸形的特点。

【治疗】

1.手术治疗　　手术切除病灶是症状性海绵状血管畸形的根本治疗方法,而无症状的病变可观察。病灶反复小量出血、癫痫和重要功能区的占位效应,是海绵状血管畸形手术适应证的主要考虑因素。对于很小的病灶,可随访观察。有明确的反复出血史,或有明确的癫痫发作,积极选择手术治疗。对儿童病人更应采取积极的手术态度。对脑干及基底核区病灶需要充分评估病人的症状和手术的风险综合考虑治疗策略。

脑内型海绵状血管畸形可以分为脑皮质癫痫型和脑深部型。对于深部的小病灶,准确地寻找病灶非常重要,建议在神经导航下切除;邻近功能区如脑干、基底核区病灶可在多功能手术室进行手术,术前根据功能 MRI 检查确定功能区、传导束的位置及与病灶的相对关系,术中在导航指引下切除病灶。当病灶位于脑皮质,由于病灶本身和含铁血色素的作用,可引起病人的癫痫。因此,在手术切除海绵状血管畸形的同时还应该切除病灶周围的含铁血黄素层,这是减少术后癫痫的根本方法。脑深部病灶,如基底核区和脑干,病灶的占位效应和间断性出血,产生功能破坏,含铁血黄素本身不引起临床表现。故在手术切除病灶时,含铁血黄素层是手术界面,只切除病灶,保留含铁血黄素层,以免加重术后神经功能障碍。上述两种类型的海绵状血管畸形在手术切除时,病灶本身出血很少,此点与颅中窝病灶切除有明显不同。

对于颅中窝的病灶多采用颞部入路,以往有采用硬膜下入路,现认为颅中窝海绵状血管畸形是硬膜外病变,适合经颞弓硬膜外入路切除。硬膜外入路对于出血容易控制,手术全切除率高,并发症相对较少。

2.放射外科治疗　　有报道放射外科治疗颅中窝海绵状血管畸形有效,而该类病灶与海绵窦关系密切,手术切除较为困难,因此颅中窝海绵状血管畸形的治疗有建议行放射外科治疗控制。对于脑内海绵状血管畸形放射治疗效果有争议,治疗并不能降低出血的发生率,且迟发性反射反应较为严重。

【并发症】

脑内海绵状血管畸形手术切除一般较为安全。基底核及脑干等功能区病灶切除可能出现术后神经功能障碍。颅中窝病灶切除后海绵窦内脑神经功能障碍发生率较高。

【预后】

海绵状血管畸形可生长、新发并多次出血,但出血后少见严重神经功能障碍或死亡。一般认为,幕下病变较幕上病变有更高的致残率,多次出血也有更高的致残率。而幕上病变和多发病变是癫痫的危险因素,但这类癫痫药物治疗效果较好。一般认为脑内病灶全切除后可避免再出血,多数癫痫可完全缓解。

三、脑静脉畸形

【流行病学】

脑静脉畸形也称静脉瘤,是先天性正常局部脑引流静脉的异常扩张,其外形异常、但生理功能上为引流静脉。尸检显示脑静脉畸形发病率为 $0.5\% \sim 0.7\%$,约占血管畸形的 65%,是最常见的血管畸形。多见于 $30 \sim 40$ 岁成人,男女比例相当。

【病因病理】

病灶主要位于大脑半球或小脑半球。约 70% 的病灶位于幕上,以额叶最常见,占 40%,小脑半球占 27%,顶叶或顶枕叶占 15%,基底核和丘脑占 11%。病变主要位于皮质下白质,常可合并有动静脉畸形、海绵状血管畸形或面部血管畸形。

静脉畸形是由许多异常扩张的髓样静脉汇集成一中央引流静脉干两部分组成,外形呈蜘蛛样。多数学者认为,静脉畸形是正常引流静脉变异所致。髓样静脉多起自脑室周围区域,中央引流静脉干向大脑表面浅静脉系统或室管膜下深静脉系统引流,幕下病灶多直接向硬膜窦引流。中央引流静脉干较正常的静脉粗。显微镜下畸形血管为静脉,管壁少有平滑和弹力组织,管壁也可发生透明样变而增厚。血管间散布有正常脑组织,病灶内没有畸形动脉,很少有血栓、出血或钙化。这些特点均明显不同于其他的血管畸形,如动静脉畸形、海绵状血管畸形和毛细血管扩张症。

【临床表现】

多数患者很少有临床症状,经常为偶然发现脑内病灶,但颅后窝的静脉畸形常引起临床症状。幕上病变为慢性头痛、出血、癫痫、运动或感觉障碍。幕下病灶多表现为步态不稳等,小脑病灶相对更容易出血。

【诊断】

对脑静脉畸形的诊断主要依靠神经影像学检查。

1.脑血管造影 病灶只在静脉期显影,可见数条扩张的髓静脉扇形汇集成1条扩张的中央静脉干,从中央静脉干再向浅静脉系统、深静脉系统或硬膜窦引流。动脉期和脑血液循环时间正常。

2.CT 扫描 平扫多正常。在增强扫描上可见脑实质内1条粗线般的增强影(中央静脉干),周围无水肿和团块占位。

3.MRI 扫描 在 T_1 加权像上病灶为低信号,T_2 加权像上病灶为高信号,呈放射样星形或蜘蛛样增强。

【治疗和预后】

多数病人无临床症状,自然预后良好。静脉畸形很少导致并发症或死亡。因为静脉畸形引流正常的脑部引流,治疗可能导致严重的静脉梗死。因此这种病变多数没有手术指征。对于癫痫者药物治疗效果良好,其他症状也主张对症治疗。也有学者对颅后窝出血性静脉畸形给予积极的手术处理,但手术一般只是清除血肿,静脉畸形不予夹闭或切除。静脉畸形不主张放射治疗。

第三节　脑出血

脑出血(ICH)是指源于脑实质内或脑室内血管的非创伤性自发出血,ICH占所有卒中的10%～15%。原发性ICH占整个ICH的85%,通常是在长期高血压或淀粉样脑血管病(CAA)作用下发生病理改变的小血管或小动脉自发破裂造成的。继发性ICH则与动脉瘤、血管畸形、肿瘤、凝血异常等有关。ICH临床特点是突然发作的神经功能异常和颅内压增高表现如呕吐和意识水平下降。脑出血后引起机体和脑组织局部一系列病理性反应,其中最重要的是血肿本身、血肿再扩大及其周围继发性损害致脑缺血、脑水肿和神经损伤。

【流行病学】

全球每年约1530万人发生卒中,其中有200万～300万为ICH,占所有新发卒中的10%～15%。美国每年有6万新发脑出血患者,中国每年是40万,年发病率为24.6/10万,占所有卒中的17%～54%,高于西方发达国家,其致残率与死亡率居所有脑血管疾病的第一位。由于超过2/3的ICH都发生在老年人群,因此随着人口老龄化,ICH发病率也随之升高。随着经济的发展,尽管医疗卫生条件有所改善,但ICH的死亡率和致残率并未降低。

多数患者,特别是原发性脑出血的许多患者存在易发生脑出血的危险因素,这些危险因素也对有明确病因的患者有促发出血作用。因此,了解危险因素,尤其是可控制的危险因素对脑出血再发的预防非常重要。近年一些研究报道了脑出血与脑梗死危险因素的比较。在卒中的各危险因素中,糖尿病、心房颤动、冠状动脉粥样硬化性心脏病在脑梗死患者中的比例明显较高,而高血压更常见于脑出血患者。不同部位的出血,其危险因素也不相同。脑叶出血通常认为与非高血压因素关系密切,而深部脑出血被认为与高血压密切相关。与非高血压者相比,高血压患者的脑出血风险显著增加。最近的一项 meta 分析显示,自诉高血压病史或血压高于 160/90mmHg(1mmHg＝0.133 kPa)的患者,脑出血的风险增加 9.18 倍。脑出血可控制的危险因素主要包括高血压、吸烟、饮酒、糖尿病、血脂水平、其他如药物使用史等,高血压仍是目前预防脑出血发生和复发最重要的可干预因素。华法林、高剂量的阿司匹林与 ICH 的危险性增高有关,ICH 发生率随着年龄、抗凝强度增加而增高。

【分子生物学】

近年来,关于 ICH 基因的研究越来越多。有学者测定磷酸二酯酶 4D 基因中 3 个单核苷酸多态(rs966221、rs456009 和 rs2910829),结果发现只有 SNP83 (rs966221)与卒中相关。等位基因 C 是风险等位基因,与动脉粥样硬化性卒中有关。Park 等发现白介素-4 单核苷酸多态及其单倍体与 ICH 有相关性。携带 APOEe2 和 e4 基因的患者发生脑叶出血的风险增加,Biff 等研究发现携带 APOEe2 等位基因的脑叶出血患者出血体积与不携带该基因的患者相比明显增大,且前者死亡率增加,功能预后更差。

同时研究发现,ICH 中可观察到基质金属蛋白酶的(MMPs)上调,而 MMPs 主要负责细胞外基质的重塑、趋化性和前体分子的蛋白裂解。MMPs 损害作用主要是通过细胞分离和整合素信号丢失激发细胞凋亡反应。Alvarez-Sabin 等研究急性 ICH 中 MMPs 和它们的天然抑制剂 TIMPs 的关系,证明 MMP9 与血肿周围水肿呈正相关,而 TIMPs 与周围水肿呈负相关。

【病因病理】

(一)病因及分型

长期以来,脑出血的研究相对于脑梗死较为滞后。近年来国际上已给予极大重视,发表的脑出血研究报道显著增加。对脑出血采用国际公认的标准进行分型,有助于脑出血临床观察性研究和临床试验纳入标准的规范化,有利于各研究结果之间的比较和交流,同时也有助于临床更好地针对不同亚型选择适宜诊治的措施及制定防治策略,从而改善脑出血的预后和预防再发。近年来学者们提出了原发性脑出血与继发性脑出血之分,是因近年诊断方法敏感度提高、流行特点变化和新危险因素的发现而提出的分类,目前得到较多认可。

1.原发性脑出血 指无明确病因直接引起的脑出血,是起源于小血管自发破裂的脑内出血。主要指由长期高血压或淀粉样血管病引起的小血管(或穿支动脉)自发破裂导致的脑出血,占所有脑出血的78%~88%。原发性脑出血患者约50%以上由高血压、约30%由脑淀粉样血管病引起,其余为原因不明。脑淀粉样血管病是老年人散发性脑叶出血的常见病因。与继发性脑出血的病因直接导致出血不同,高血压和脑淀粉样血管病是对小血管壁长期影响导致其逐渐发生病理改变而发生的出血。目前根据高血压病史、出血部位和影像学(磁共振梯度回波或磁敏感加权成像显示的微出血和铁沉积等)表现可以区别高血压或脑淀粉样血管病相关的脑出血。波士顿标准是当前使用最多的脑淀粉样血管病相关脑出血的诊断标准。

2.继发性脑出血 指由血管病变、血液成分异常或其他原因直接引起的脑内出血,占全部脑出血的20%左右。常见病因包括血管畸形、动脉瘤、凝血功能障碍、抗凝或抗血小板药物使用、血液病、拟交感神经药物使用、烟雾病、原发性或转移性肿瘤、静脉窦血栓形成、血管炎、妊娠及其他明确病因导致的脑出血。查明继发性脑出血的病因对于更好地治疗和预防再发有极其重要的临床意义。因此,对临床怀疑存在潜在血管病变的患者,应该进一步行磁共振血管成像(MRA)、CT 血管成像(CTA)或数字减影血管造影(DSA)检查。随着诊断方法敏感度的提高,继发性脑出血的病因检出率将不断提高。

3.其他病因分型 SMASH-U 分型是 Mere-toja 等 2012 年新提出

的脑出血病因分型方法,即 SMASH-U 分类法。将脑出血病因分为:①血管结构病变,包括动脉瘤、动静脉畸形、海绵状血管瘤等;②药物使用,发病前 3d 内使用过华法林(且国际标准化比值＞2.0)或全剂量肝素,或非缺血性卒中(如深静脉血栓及肺栓塞等其他疾病)的系统性溶栓;③淀粉样血管病,脑叶、皮质或皮质-皮质下出血,年龄≥55 岁,且排除其他病因;④系统性或其他疾病,全身性或其他明确病因引起的脑出血,不包括抗凝、高血压或淀粉样血管病;⑤高血压,深部或幕下脑出血,且此次发病前具有高血压病史;⑥不明原因型脑出血。

(二)发病机制

1.高血压脑出血 多发生于主干动脉发出的穿支动脉分布区。在长期高血压的影响下,这些穿支动脉会发生透明脂质样变性、小动脉硬化、粟粒状微动脉瘤形成等一系列改变。

(1)脑小动脉的透明脂质样变性是高血压脑出血病人的最常见的病理基础,持续高血压会造成小动脉通透性增加,血浆外渗,导致透明样变性,纤维蛋白样坏死,从而破坏血管壁结构导致脑出血。

(2)另外脑小动脉硬化通常发生于分支动脉末端,其病理特征为血管内膜下成纤维细胞增生,并伴有充满脂质的巨噬细胞沉积,富含胶原的中膜平滑肌细胞被替代,使血管顺应性下降和管腔狭窄,容易发生血管闭塞(如腔隙性梗死)或脑出血。

(3)在长期高血压刺激下,小血管的内弹力层断裂,在脑小动脉硬化和透明样变性的基础上,血管的张力改变在局部薄弱处形成微小动脉瘤。不过,最近一些学者对这种微动脉瘤的存在提出了质疑,认为这些结构大多是复杂的血管团、外膜下出血或血肿损伤内膜后引起的血管外凝血块。

2.脑淀粉样血管病 是脑出血的一个重要危险因素。脑淀粉样血管病是指 β-淀粉样蛋白积累于病变血管壁的中膜和外膜,导致血液渗过血管壁。CAA 所引起的脑出血多为皮质-皮质下出血,尤其是颞叶和枕叶的出血。其损伤机制包括:①血管平滑肌的减少;②管壁变厚,管腔狭窄;③内皮细胞功能受损;④血管壁顺应性下降,弹性降低。一旦血压突然升高,或头部轻微受伤即会出现血管破裂引起脑出血或蛛网膜下腔出血。

【病因病理】

(一)病因及分型

长期以来,脑出血的研究相对于脑梗死较为滞后。近年来国际上已给予极大重视,发表的脑出血研究报道显著增加。对脑出血采用国际公认的标准进行分型,有助于脑出血临床观察性研究和临床试验纳入标准的规范化,有利于各研究结果之间的比较和交流,同时也有助于临床更好地针对不同亚型选择适宜诊治的措施及制定防治策略,从而改善脑出血的预后和预防再发。近年来学者们提出了原发性脑出血与继发性脑出血之分,是因近年诊断方法敏感度提高、流行特点变化和新危险因素的发现而提出的分类,目前得到较多认可。

1.原发性脑出血 指无明确病因直接引起的脑出血,是起源于小血管自发破裂的脑内出血。主要指由长期高血压或淀粉样血管病引起的小血管(或穿支动脉)自发破裂导致的脑出血,占所有脑出血的78%~88%。原发性脑出血患者约50%以上由高血压、约30%由脑淀粉样血管病引起,其余为原因不明。脑淀粉样血管病是老年人散发性脑叶出血的常见病因。与继发性脑出血的病因直接导致出血不同,高血压和脑淀粉样血管病是对小血管壁长期影响导致其逐渐发生病理改变而发生的出血。目前根据高血压病史、出血部位和影像学(磁共振梯度回波或磁敏感加权成像显示的微出血和铁沉积等)表现可以区别高血压或脑淀粉样血管病相关的脑出血。波士顿标准是当前使用最多的脑淀粉样血管相关脑出血的诊断标准。

2.继发性脑出血 指由血管病变、血液成分异常或其他原因直接引起的脑内出血,占全部脑出血的20%左右。常见病因包括血管畸形、动脉瘤、凝血功能障碍、抗凝或抗血小板药物使用、血液病、拟交感神经药物使用、烟雾病、原发性或转移性肿瘤、静脉窦血栓形成、血管炎、妊娠及其他明确病因导致的脑出血。查明继发性脑出血的病因对于更好地治疗和预防再发有极其重要的临床意义。因此,对临床怀疑存在潜在血管病变的患者,应该进一步行磁共振血管成像(MRA)、CT血管成像(CTA)或数字减影血管造影(DSA)检查。随着诊断方法敏感度的提高,继发性脑出血的病因检出率将不断提高。

3.其他病因分型 SMASH-U分型是Mere-toja等2012年新提出的脑出血病因分型方法,即SMASH-U分类法。将脑出血病因分为:①血管结构病变,包括动脉瘤、动静脉畸形、海绵状血管瘤等;②药物使用,发病前3d内使用过华法林(且国际标准化比值>2.0)或全剂量肝素,或非缺血性卒中(如深静脉血栓及肺栓塞等其他疾病)的系统性溶栓;③淀粉样血管病,脑叶、皮质或皮质-皮质下出血,年龄≥55岁,且排除其他病因;④系统性或其他疾病,全身性或其他明确病因引起的脑出血,不包括抗凝、高血压或淀粉样血管病;⑤高血压,深部或幕下脑出血,且此次发病前具有高血压病史;⑥不明原因型脑出血。

(二)发病机制

1.高血压脑出血 多发生于主干动脉发出的穿支动脉分布区。在长期高血压的影响下,这些穿支动脉会发生透明脂质样变性、小动脉硬化、粟粒状微动脉瘤形成等一系列改变。

(1)脑小动脉的透明脂质样变性是高血压脑出血病人的最常见的病理基础,持续高血压会造成小动脉通透性增加,血浆外渗,导致透明样变性,纤维蛋白样坏死,从而破坏血管壁结构导致脑出血。

(2)另外脑小动脉硬化通常发生于分支动脉末端,其病理特征为血管内膜下成纤维细胞增生,并伴有充满脂质的巨噬细胞沉积,富含胶原的中膜平滑肌细胞被替代,使血管顺应性下降和管腔狭窄,容易发生血管闭塞(如腔隙性梗死)或脑出血。

(3)在长期高血压刺激下,小血管的内弹力层断裂,在脑小动脉硬化和透明样变性的基础上,血管的张力改变在局部薄弱处形成微小动脉瘤。不过,最近一些学者对这种微动脉瘤的存在提出了质疑,认为这些结构大多是复杂的血管团、外膜下出血或血肿损伤内膜后引起的血管外凝血块。

2.脑淀粉样血管病　是脑出血的一个重要危险因素。脑淀粉样血管病是指 β-淀粉样蛋白积累于病变血管壁的中膜和外膜，导致血液渗过血管壁。CAA 所引起的脑出血多为皮质-皮质下出血，尤其是颞叶和枕叶的出血。其损伤机制包括：①血管平滑肌的减少；②管壁变厚，管腔狭窄；③内皮细胞功能受损；④血管壁顺应性下降，弹性降低。一旦血压突然升高，或头部轻微受伤即会出现血管破裂引起脑出血或蛛网膜下腔出血。

（三）病理生理

1.病理　ICH 后可见大片出血，红细胞多完整，约 3h 后，血液开始凝固，常有多形核白细胞浸润，毛细血管充血及管壁肿胀，并可破裂形成点状出血灶。血肿边缘的脑组织受血肿压迫，局部灌注压下降，神经细胞消失或呈现局部缺血改变，严重者出现软化坏死。出血后 24～36h，血肿周围出现大量多核白细胞浸润。随着时间的延长，血肿发生液化，红细胞破溃，释放出含铁血黄素，同时出现胶质细胞增生，尤其是小胶质及部分来自血管外膜的细胞形成格子细胞，红细胞破碎成分连同血肿周围液化坏死的脑组织，一并被小胶质细胞和血管外膜来源的细胞吞噬，血肿逐渐吸收。患者在恢复期时坏死的脑组织、血肿等被吞噬细胞清除，由胶原纤维、胶质纤维、胶质细胞等代替其形成瘢痕。

2.损伤机制　ICH 的损伤机制主要包括：①原发性脑损害，是指 ICH 后血凝块对脑组织造成物理损伤，在发病的最初几天血肿扩大使颅内压增加，压迫大脑相关区域导致脑血流障碍（脑缺血），最终可形成脑疝。②继发性脑损害，主要是指大脑原发性损伤激发级联反应，主要是血肿的生理反应及释放的凝血成分。ICH 后 0～4h，神经损伤主要与血肿造成的物理损伤有关，4h 后主要是血肿释放的物质引起。

（1）出血继续扩大：传统的看法认为 ICH 是血管破裂后一次性出血，通常在发病后 20～30min 即形成血肿停止出血。Herlastein 等将

Cr 标记的红细胞注入患者体内,5h 后尸检时未见标记的红细胞进入血肿,提示出血已止,但是发病后病情不断恶化以及 CT 在临床应用后,许多学者报道了出血继续扩大。Kani 等通过 204 例 HICH 患者的 CT 影像分析及两次 CT 差≥12.5ml 为标准。认为发病 3h 内血肿继续扩大者占 36%。6h 后仍占 17%,但 24h 后降至 0,其原因多与出血后血压过高,频繁呕吐,呼吸道梗阻,过度脱水等有关,CT 显示血肿深在,形态不规则多见。此外,既往有酗酒,肝功能障碍者也易发生再出血。至于血肿扩大是由于持续出血,再出血抑或多源性出血,目前尚不清楚。不过它改变了对病后早期神经系统症状体征单纯由于反应性水肿所致的传统看法,同时也表明了早期手术干预的必要性。

(2)血肿对脑组织的毒性作用:ICH 除占位效应外,还因其毒性作用而致脑组织损伤。众所周知,脑水肿是脑损伤重要的标志之一。血块形成时,凝血酶原被激活转变为凝血酶,而后者具有较强的神经毒性作用,是导致脑水肿的主要原因。临床上当脑出血患者伴有凝血障碍或曾接受过抗凝治疗者其血肿周围水肿较轻微。目前已知凝血酶对神经组织的毒性作用包括:①在 C6 胶质瘤细胞培养液中加入凝血酶,24h 后标志脑细胞损伤的乳酸脱氢酶增加;②将凝血酶注入动物脑出血模型内,30min 后脑电波呈癫痫样发作,提示对脑细胞有直接毒性作用;③实验中可抑制动物的脊髓运动神经元,诱发其退变、死亡;④当培养液中凝血酶≥500mmol/L 时可致星形细胞和海马神经元死亡。上述研究表明,凝血酶所致的细胞死亡属于凋亡,而细胞凋亡与细胞内钙离子浓度持续升高有关。综上所述,目前,在 ICH 后凝血酶对脑组织的毒性作用日益受关注,及时清除出血将有助于减轻上述不良反应。

(3)血肿的占位效应:ICH 除出血部位外,出血量的多少同样是决定预后的重要因素。解除血肿对脑组织的压迫无疑可以降低增高的颅内压,防止危及生命的脑疝发生,提高脑灌注压以及清除血块分解产物,减轻毒性作用及脑水肿。动物实验及临床运用 SPECT 及 PET 观测结果表明,脑出血后血肿周边存在着血流下降,程度与血肿大小密切相关,小量出血多使局部血流短时下降,大量出血则可致同侧半球长时间缺血。在鼠小量脑出血实验中,血肿周围每百克脑组织血流可降至25ml/min。但10min后恢复,并不出现脑梗死,当猴CBF>23ml时,即使时间较长也无脑梗死,但当CBF<10~12ml时,2~3h后即产生脑梗死。此外,不同部位的出血,影响血流下降程度和范围也不同,丘脑出血引起的双侧半球血流下降较之壳核更为明显,且持续时间长,表明出血部位越靠近中线,脑血流改变也越明显。研究还表明,脑出血周边出现不完全性缺血,同样可以诱发神经细胞凋亡,在此过程中,存在着DNA可修复的时间窗,如能尽早进行有效干预,可望改善其预后。

【临床表现】

(一)高血压脑出血的临床特点

多发生于中老年人,男性多于女性,春冬两季发病率较高,多有高血压病史。在使血压骤然升高的因素下(如情绪激动、剧烈活动、饮酒过度、排便用力等情况)诱发疾病。发病后病情常于数十分钟或数小时达高峰。表现为失语、偏瘫,重者意识不清,50%以上患者伴有头痛、呕吐。

1.壳核出血　壳核出血为高血压脑出血的最好发部位,其典型临床表现为对侧"三偏"(偏瘫、偏身感觉障碍、偏盲),出血少可仅有嗜睡和偏瘫,患者说话含糊或失语。

2.丘脑出血　一般出现对侧半身感觉障碍。当内囊出血时也出现偏瘫症状。如果向脑干上方扩展,则出现垂直凝视不能,眼睑下垂,瞳孔缩小,瞳孔大小不等。当脑脊液循环受阻,可出现脑积水。

3.小脑出血　多数病人起病稍缓,出血早期意识清楚,患者诉枕部头痛、眩晕复视、频繁呕吐而无瘫痪。由于对脑干的直接压迫,少数患者可能先出现昏迷而不是先出现偏瘫,病情进展迅速,短时间内呼吸停止。

4.脑叶出血　症状与血肿所在的4个脑叶不同而有所不同。

(1)额叶:可出现对侧偏瘫。偏瘫多发生于上肢,下肢和面部较轻微。

（2）顶叶：对侧半身感觉障碍，较轻的偏瘫。

（3）枕叶：同侧眼痛和对侧同向偏盲，有些可扩展至上 1/4 象限。

（4）颞叶：在优势半球者，出现语言不流利和听力障碍，理解力差，但重复性相对较好。

5.脑干出血

（1）脑桥出血，约占脑出血的 10％。轻症者或早期检查时可发现单侧脑桥损害的体征，如出血侧的面和展神经麻痹及对侧肢体弛缓性偏瘫。重症脑桥出血多很快波及对侧，患者迅速进入昏迷、四肢瘫痪，大多呈弛缓性，少数呈去大脑强直，双侧病理征阳性，双侧瞳孔极度缩小呈"针尖样"。持续高热，明显呼吸障碍等，病情迅速恶化，多数在 24～48h 死亡。

（2）中脑出血，少见。

（3）延髓出血，更为少见。

6.脑室出血　继发性脑室出血多数由壳核、丘脑出血破入脑室。小脑、脑桥出血也可破入第四脑室。原发脑室出血，约半数患者出血量较少，表现为头痛、呕吐、颈强、意识清楚或一过性意识障碍，预后较好。出血量大者，出现昏迷、瞳孔极度缩小，两眼分离性斜视或眼球浮动，四肢软瘫，有阵发性强直性痉挛或去大脑强直，病情危重，预后极差。

（二）淀粉样脑血管病相关脑出血的临床特点

CAA 相关脑出血占老年脑出血的 10％～20％，为老年人自发性、非外伤性、非高血压性脑出血的常见原因之一。随着年龄增长，CAA 相关脑出血发病率和严重程度均增加。CAA 相关脑出血患者一般在安静时起病，发病与情绪激动及活动无明显相关性。CAA 相关脑出血的部位以脑叶多见，常见部位为额叶和顶叶，颞叶和枕叶次之；随着病程进展，双侧多个脑叶均可受累。脑出血多呈反复性、多灶性、叶性分布；白质深部结构如胼胝体、基底核、小脑受累亦罕见。血肿形态不规则，周围水肿。脑出血可呈双侧，多灶性和反复发作；可见白质软化、局灶性脑室扩大、白质疏松等非特异性改变。其临床主要表现为有精神症状、进行性智能减退、合并多发性、自发性复发性浅表脑叶出血。

【辅助检查】

1.CT　CT是诊断脑出血的首要措施,可以显示血肿的部位、大小、有无破溃入脑室及脑组织周围水肿情况等,诊断明确,确诊率较高。根据CT表现上的出血部位,分为丘脑、小脑、脑干、枕叶、额叶、颞顶叶、基底核区。其中基底核区分为三型:壳核外侧型、壳核内侧型、混合型,其中壳核外侧型的血肿位于内外囊之间,包括苍白球、壳核和外囊,血肿常从尾状核头部破溃进入脑室,多为肾形。壳核内侧型包括内囊前肢、膝部和尾状核头部的血肿。混合型是指内囊内外都存在血肿,易破溃入脑室,截断内囊,血肿面积大,预后较差。

CT检查可以显示血肿的部位、大小、有无破溃入脑室及脑组织周围水肿情况等,诊断明确,可以指导病情的判断、治疗方法的选择、疾病预后的评估等,以便及时采取有效预防及处理措施,防止并发症及死亡的发生。但是临床医生在疾病治疗过程中应加强鉴别诊断,不可过于依赖CT结果,注意影像学上的异病同像和迟发性脑出血的发生,防止误诊。

2.MRI　血肿的MRI影像多变,并受多种因素影响,除血红蛋白状态外,其他因素包括:磁场强度、脉冲序列的选择、红细胞状态、血液凝固的时间、血块大小及氧合作用等。MRI影像的优点是可以观察出血的溶解过程,清晰地了解出血的生理学改变,是理解出血在MRI影像中变化的基础。简单地说,急性出血时由于其含有氧合血红蛋白及脱氧血红蛋白,在T_1加权像表现为等信号至轻度低信号,而在T_2加权像表现为灰至黑色(低信号)区;亚急性期出血(3d至3周)时由于正铁血红蛋白形成,在T1及T_2加权像均显示为高信号区。随着正铁血红蛋白被巨噬细胞吞噬转化为含铁血黄素,T_2加权像可见到在出血周围形成一低信号环。以上出血过程的变化,在高磁场强磁共振仪显像时表现尤为明显。

3.其他 对于继发性脑出血,除了行 CTA 以及 DSA 检查,明确有无颅内动脉瘤、血管畸形及烟雾病等疾病外,还应行全身检查以排除其他引起脑出血疾病的存在。

【诊断及鉴别诊断】

(一)诊断

1.高血压脑出血的诊断目前尚无统一的标准 过去诊断高血压脑出血,大部分靠经验,并结合患者的病史特点、体检及头部 CT 等做出诊断。一般认为年龄在 50 岁以上,多有高血压病史,在白天活动过程中或兴奋激动时突然发病;头痛、呕吐、昏迷和偏瘫等脑局灶体征;脑脊液呈血性即可确诊;影像学检查有阳性发现可考虑高血压脑出血。然而部分高血压患者合并动脉瘤、血管畸形等其他脑血管疾病;又如海绵状血管瘤出血,只能在超早期或晚期行强化 MRI 才能诊断。故常使临床上出现误诊、误治的情况。某医院神经内、外科血管组初步确定了如下诊断标准,可供参考:①典型的脑出血部位,特别是基底核区血肿;②明确的高血压病史;③CT 血管成像(CTA)、MR 血管成像(MRA)或DSA 检查排除其他脑血管病;④超早期或晚期强化 MRI 排除海绵状血管瘤或其他肿瘤卒中,其中对病因的排除诊断相当重要,对疾病确诊和制订治疗方案起着极其重要的作用。

2.国际上尚未就 CAA 脑出血的诊断达成共识 迄今为止,病理检查结果证实脑血管淀粉样物质的存在仍是 CAA 脑出血临床诊断的基础。但在临床上,CAA 与其他原因(如外伤、出血性梗死、肿瘤卒中、高血压性脑出血、血管畸形等)引起的脑出血仍然难以鉴别,需借助其他方法。

波士顿 CAA 研究组制订了详细的 CAA 脑出血诊断标准:①尸检确诊的 CAA。完整尸检证实为脑叶、皮质或皮质-皮质下出血和严重的CAA 血管性病变,无其他诊断的病变。②有病理学支持的很可能的CAA。临床资料和病变组织(血肿清除或皮质活检标本)显示脑叶、皮质或皮质-皮质下出血,标本存在一定程度的 CAA,无其他诊断的病变。

③很可能的 CAA。临床资料和 MRI 显示局限于脑叶、皮质或皮质-皮质下区域的出血(也可为小脑出血),年龄>55 岁,无出血的其他原因。④可能的 CAA。临床资料和 MRI 或 CT 显示脑叶、皮质和皮质-皮质下单个出血灶,年龄>55 岁,无出血的其他原因。

根据临床表现,老年人发生多发性、复发性脑叶出血时,尽管患者当时血压升高,但排除其他原因引起的脑出血后,就要考虑 CAA 相关脑出血的可能。单发的 CAA 相关脑出血更常见于老年患者。

(二)鉴别诊断

主要与继发性脑出血相鉴别,如血管畸形、动脉瘤、凝血功能障碍、抗凝或抗血小板药物使用、血液病、烟雾病、原发性或转移性肿瘤、静脉窦血栓形成、血管炎、拟交感神经药物使用、妊娠及其他明确病因导致的脑出血。对于单纯脑室出血、出血形态不规则、出血位于非基底核区、存在蛛网膜下腔出血等患者,除了行 CTA 及 DSA 检查,明确有无颅内动脉瘤、血管畸形及烟雾病等疾病外,还应行全身检查以排除其他引起脑出血的疾病存在。

【治疗】

(一)内科治疗

一般原则为安静卧床、脱水降颅压、调整血压、防治继续出血、加强护理防治并发症,以挽救生命,降低致死、残疾率。

1.一般处理　应绝对卧床休息,严密观察体温、脉搏、呼吸和血压等生命体征,注意瞳孔变化和意识改变;保持水、电解质平衡,加强营养和对症支持治疗,过度烦躁不安的患者可适量用镇静药。重视消化道出血的预防和治疗。加强口腔护理,及时吸痰,保持呼吸道通畅;留置导尿时应做膀胱冲洗;昏迷患者可酌情用抗生素预防感染;预防深静脉血栓和肺栓塞发生。病危患者的监测和治疗在神经重症监护病房或专门的卒中单元进行。

2.控制高血压　高血压是脑出血最重要的危险因素之一。75%的脑出血患者发病后收缩压高于140mmHg,并且脑出血后血压升高与不良预后相关。研究发现脑出血早期,尤其是48h内过高的收缩压可引起血肿扩大,加重脑损伤。2010版美国ICH治疗指南意见修改后建议:对于收缩压介于150~220mmHg的ICH患者,立即将血压降至140mmHg比较安全(Ⅱa级,B类证据)。

3.降低颅内压 脑出血后脑水肿约在48h达到高峰,维持3~5d后逐渐消退,可持续2~3周或更长。血肿合并脑水肿可使颅内压增高,积极控制脑水肿、降低颅内压是脑出血急性期治疗的重要环节。常用药物:①甘露醇,通常125~250ml,每6~8小时1次,疗程7~10d。与呋塞米合用,可增加疗效。使用期间需要监测肾功能,并调整水、电解质平衡,尤其是钾的补充。②甘油果糖,甘油果糖脱水作用较甘露醇缓和,具有反跳较轻,对水、电解质影响小,对肾负担轻及明显的利尿等特点,临床上应用于少量脑出血、脑水肿轻的患者或脑出血伴有肾功能不全的患者。③激素,尚有争议,对高血压脑出血患者,激素治疗无明显益处,而且会出现更多的并发症(感染、消化道出血,血糖升高),应用宜慎重。

4.超早期止血治疗 近年来,人们开始重视对脑出血的研究。目前临床研究的热点之一是超早期止血治疗。止血药的应用可有效控制血肿扩大,理想的止血药应具备以下条件:①能增强凝血功能正常患者的止血功能;②在内皮细胞破裂或血管损害的局部起作用;③具有抗纤溶作用;④起效快;⑤无全身性不良反应。候选药物包括氨基己酸、氨甲苯酸、抑肽酶和重组活化Ⅶ因子等。氨基己酸和氨甲苯酸具有抗纤溶作用,但不能激活凝血、凝血酶的产生和血液的凝固,因此仅起到稳定血凝块的作用。抑肽酶是纤溶酶抑制药,但可通过抑制激肽释放酶间接地抑制Ⅻ因子的形成,能减少外科手术引起的失血。近年来凝血因子的应用受到了人们的广泛重视,活化Ⅶ因子是止血的天然起始因子,主要在损伤的血管和内皮细胞局部起作用,起效快,在治疗血友病中发现,其引起高凝状态和血栓形成的风险较小,能增强凝血机制正常者的止血功能,是脑出血超早期止血治疗的理想药物。

5.血糖管理　　不论是否合并糖尿病的脑出血患者,入院时高血糖均提示更高的病死率和更差的临床预后。目前高血压患者血糖控制的最佳方案以及血糖控制目标仍未明确。2010年美国心脏协会/美国中风协会《自发性ICH诊疗指南》建议ICH患者静脉应用胰岛素,将血糖控制在4.4~6.1mmol/L可改善ICH患者血肿周围区域的脑血流动力学、氧合作用及神经化学方面的变化,但应避免低血糖的发生。

6.血脂管理　　流行病学研究证明胆固醇水平和ICH发生负相关。在一项日本人群的研究中,低密度脂蛋白胆固醇(LDL-C)水平与ICH的死亡风险的增加明显相关,高LDL-C水平患者ICH风险增加。

7.低温治疗　　亚低温对脑出血的保护和治疗机制主要在以下几个方面:①抑制代谢率,维持脑血流量;②保护血-脑屏障,减轻脑水肿及降低颅内压;③减少钙离子内流,阻断钙对神经元的毒性作用;④减少脑细胞结构蛋白的破坏,促进脑细胞结构和功能的修复;⑤促进细胞间信号传递的恢复,刺激再生;⑥抑制脑损伤后内源性有害因子的生成、释放和摄取。亚低温一直被人认为是减轻脑水肿降低颅内压有效的措施,国内外亚低温治疗时间窗。开始时间越早越好,最好在12h内开始实施;持续时间应在颅内高压降至正常后再维持24h,如无颅内高压,亚低温持续24h即可复温。病情危重者可相应延长治疗时间,但一般不应超过1周,因为长时间低温将降低机体抵抗力,导致继发性感染等并发症。但亚低温治疗不良反应较大,其治疗存在较多争议,相关研究仍需要进一步深入。

8.卒中单元和神经重症监护病房　　卒中单元能够有效地降低ICH患者的死亡率,改善预后,提高生活质量,尤其在ICH急性期的治疗方面优势明显。近来研究表明,在专门的神经重症监护病房治疗可改善患者的预后。ICH最初的管理应关注心肺功能的稳定和治疗颅内并发症。也应关注患者液体量和血糖,将肺炎的风险最小化,控制发热、提供肠内营养,预防血栓栓塞。

（二）外科治疗

脑出血后可出现一系列病理生理学改变,血肿的占位效应造成颅内压升高和脑水肿危及生命,同时血肿使神经元受压、血肿本身释放的有害物质等因素导致脑组织损伤,造成一系列神经功能缺失。早期手术治疗高血压脑出血不仅能清除血肿,减轻脑水肿,防止血肿进一步扩大引起脑损伤,还可防止血肿本身释放各种毒性物质导致脑组织损伤,有利于抢救患者生命和减轻后遗症。显微外科技术使术者在良好照明及放大条件下准确识别局部神经、血管解剖,精细地清除脑内血肿,并保护周围重要结构,减少对周围脑组织及血管损伤,促进脑神经功能最大限度的恢复。现代神经外科要求神经外科手术精确化、微创化、并达到完美的治疗效果,因此应根据患者不同出血类型、不同出血量采取个体化手术方式和入路,避免手术方法入路单一,致残率高的局面。选择适宜的手术入路,能够最大限度地保护脑组织,使患者尽快度过水肿高峰期、降低死亡率、降低病残率、减少并发症、缩短住院时间、降低住院费用、减轻病人及其家属的负担。

1.手术适应证和禁忌证 在高血压脑出血的手术疗效尚未明朗的背景下,目前世界上各国医疗组织没有足够证据可以提出一个全面详尽的高血压脑出血手术适应证指南,手术与否被迫逐案决定。美国心脏协会(AHA)的ICH治疗指南也只对极少数的情况做了指导:对于直径＞3cm的小脑出血,并且神经功能进行性加重或存在脑干受压和(或)脑室梗阻引起脑积水的患者,应尽早进行外科手术清除血肿,Ⅰ级推荐,B级证据。除此之外,目前最为公认临床经验是,出血量小、意识清醒、神经功能障碍轻者不需手术;深昏迷、双瞳孔散大、呼吸不规则的病例手术亦无太大帮助。各国医师还从临床上总结了很多被广泛承认的手术适应证要点。有一些学者提出相似的开颅外科手术适应证:①出血较为表浅,血肿量介于20～80ml;②神经系统症状持续加重;③患者年龄相对较轻(≤75岁);④出血导致中线结构移位和颅内压明显升高;⑤幕下血肿＞10 ml,直径＞3cm或引起脑积水的患者。我国某学者总结手术经验的要点：①出血量。通常幕上出血量＞30 ml，小脑出血量＞10ml，即为有手术指征。②出血部位。浅部出血要优先考虑手术，如皮质下、壳核及小脑出血，急性脑干出血者其手术疗效多不理想。③病情的演变。出血后病情进展迅猛，短时间内即陷入深昏迷或脑疝者多不考虑手术。④意识障碍。一般情况下，对意识清醒的患者多不需手术，如果发病时意识障碍较轻，其后逐渐加深，以及入院时中度意识障碍者，应积极行手术治疗。⑤其他。年龄不应作为考虑因素。发病后血压过高，≥200/120mmHg，眼底出血，病前有心、肺、肾等严重疾病者，手术风险大，需慎重考虑手术。⑥手术前需征得家属同意，理解手术效果。近年来，随着微创手术的发展，手术适应证已不断扩展，手术患者的年龄范围也逐渐放宽。国内学者总结微创手术适应证：①脑叶出血≥30 ml；②基底核出血≥30 ml；③丘脑出血≥10ml；④小脑出血≥10ml；⑤脑室出血，引起阻塞性脑积水、铸型性脑室积血者；⑥颅内出血量虽未达到手术指征的容量，但出现严重神经功能障碍者。禁忌证为：①意识障碍轻，神经功能缺损小，出血量小于 20ml 而无须手术可缓解的患者；②已处于深昏迷、呼吸骤停、双瞳散大的濒死状态患者；③脑干功能衰竭；④凝血功能障碍、有严重出血倾向者。

2.手术时机　诸多研究证明，ICH 手术时机是影响预后的独立危险因素。目前，相关研究也正处于探索阶段。初步试验显示，超早期和早期手术表现出明显的优势。AHA 指南：Ⅰ级推荐，A 级证据。ICH 首选 CT、MRI 等影像学检查，应尽早迅速诊断并给予治疗。基础研究表明，脑出血一般在 30min 形成血肿，6～7h 血肿周围脑组织由于凝血酶、血清蛋白的毒性作用等出现水肿。脑组织坏死随时间的增长而加重，很多学者将发病 7h 内定义为超早期手术，主张对高血压脑出血行超早期手术治疗。总结其优点为：①手术治疗解除血肿占位效应，减轻血肿本身毒性作用等引起脑水肿和脑缺氧，阻断恶性循环，使脑组织继发性损害降至最小限度；②避免或尽快解除因血肿和继发损害导致的神经功能不可逆损害；③尽早减少血液分解物对脑组织的损害；④可以预防脑水肿及脑疝,对血肿量大的患者,清除血肿可以阻止脑疝的发生。多位国外学者通过影像学分析或试验发现,发病后 6h 继续出血的较少,故支持起病 6～14h 的手术时机。国外小样本试验也证实,超早期手术对再出血有加速作用,建议使用重组活化凝血因子Ⅶ解决再出血的问题。国内某医院研究组,进行了多次大样本非随机临床试验后指出,超早期手术治疗 ICH 可有效降低近期病死率,提高远期恢复良好率。同时研究组总结了降低和应对 ICH 再出血的临床经验:①适当使用镇静药物;②合理控制血压;③避免超早期使用甘露醇;④对有慢性肝病、长期饮酒、凝血功能障碍及服用抗凝药的患者,要注意保肝及改善凝血功能;⑤适量应用止血药;⑥对血肿形态不规则的及有卒中病史的患者更应密切观察其病情变化,复查 CT,必要时行手术治疗。因此,美国 AHA 指南Ⅲ级推荐,B 级证据:超早期开颅手术可能会增加再出血风险;12h 内清除血肿,特别是微创手术已得到较多证据支持。Ⅲ级推荐,A 级证据:延期开颅手术清除血肿几乎无益。

3.**手术方法** 血肿清除手术的方式,主要有大骨瓣开颅血肿清除术、小骨窗开颅微创血肿清除术、CT 引导血肿抽吸术、立体定向(CT,MR)颅内血肿清除术、神经内镜下脑内血肿清除术、神经导航辅助微创手术、侧脑室穿刺引流术等。

总的原则:手术术式的选择必须适合病情的发展,既要考虑出血部位、出血量、病情演变及意识障碍程度,也要考虑其能有效清除血肿、止血彻底、降低颅内压,在满足以上要求下,尽量减少损伤,达到微创治疗的目的。

(1)大骨瓣开颅血肿清除术:骨瓣开颅血肿清除术是外科治疗脑出血最常用的传统手术方法,其优点是血肿清除彻底、直视下止血可靠,并可视病情去骨瓣减压,降低颅内压,适用于出血量较大、有或无脑疝形成及 CT 示中线移位＞1cm 患者。但是手术时间长,脑组织容易受到牵拉,电凝过程中损伤周围脑组织,而且创伤大,有更多的术后并发症(肺部感染较常见)及较差的手术效果。在显微外科技术条件下,可从外侧裂进入或皮质造口清除血肿,手术过程牵拉脑组织少,可减小脑组织损害。

(2)小骨窗开颅微创血肿清除术:小骨窗开颅显微手术的创面小,具有微创、直切口、手术时间短、住院时间缩短、较快恢复的优点,同时具备快速电凝控制出血血管的优点,有效避免了再次出血。以壳核血肿为例,在耳郭前上方做与外侧裂投影线平行的斜切口。铣开骨窗直径为2～3cm,可经侧裂或切开皮质直达基底核区血肿腔。完全或大部清除血肿后,找到出血责任血管予以电凝,以防术后再次出血。该术式适用于无须去骨瓣减压者。

(3)CT导向穿刺血肿抽吸术:在CT定位下,将引流管置于血肿中心,在抽吸清除血肿的同时,可注入尿激酶溶解血块。该术式在局部麻下进行,创伤小,操作简便,患者负担轻,可迅速吸出部分血肿,降低颅内压,术后可通过CT复查了解血肿残留情况或有无出血,适应于有严重内科疾病不能耐受全身麻醉手术的患者。该手术的缺点是无法迅速彻底清除血肿,不能有效降低颅内压,而且由于盲目吸引造成血管损伤,及局部注入尿激酶等可出现难以控制的再出血。Tang等对手术进行改进后建议:6h以内发病的,第一次手术清除血肿不宜＞20％,6h以后发病的,清除血肿的范围大约可以维持在20％～50％(血肿体积＜50ml,圆形或类圆形,密度均匀,没有进行性增加,未破入脑室),抽吸的压力不宜＞$9.3×10^4$Pa。目前对于尿激酶的使用建议持谨慎态度。

(4)神经内镜锁孔手术:运用内镜手术治疗高血压脑出血缩小了开颅范围,减轻了组织损伤和脑暴露,又能在可视下较彻底地清除血肿和止血,只要定位准确,神经内镜手术的效果依然可达到开颅的手术效果,不需要过分牵拉脑组织就可以找到出血点及责任血管。同时脑室出血是神经内镜治疗的最佳适应证之一,脑室为神经内镜手术操作提供了必需的空间。但不必勉强清除紧贴在脑组织壁上的血肿,用力牵拉可能会导致再出血及更为广泛的损伤。该术式也有一些缺点:①术中遇到较大较多出血时,神经内镜下止血困难。②操作空间局限,视野狭小;神经内镜下解剖与实际解剖结构不能等同,内镜只能显示平面图像,缺少立体感,手术深度难以感触,即使经验丰富的神经外科医师初始操作亦将异常困难。③辅助器材多且不易保持无菌条件,易导致术后感染。④神经内镜手术专业性强,需要术者具有扎实的显微外科基础和长期正规的技能训练才能掌握。神经内镜技术与导航、超声系统、三维 MRI 相结合的应用可以更好地开展手术。目前而言,内镜手术只有在有条件的医院才能使用,操作器械也有待进一步改善。

(5)神经导航辅助微创手术:神经导航技术定位准确,无须头架,操作简便,安全性高且有利于排出血肿,早期解除脑组织受压,同时精确定位可最大限度地减轻医源性损伤,降低病残率,改善患者神经功能提高生存质量。目前术中实时更新导航系统的数据对于神经外科手术是很适合的,超声、MRI、CT 提供的即时影像信息可以及时更新导航系统的数据,提高应用的准确度。术中超声显像的缺点是分辨力和影像质量较差,成像模式不适合导航系统的数据更新,但同时也具有及时发现术中的脑移位、低耗时、低成本的优点。术中 MRI 相对于术中 CT 分辨力较高,但后者具有移动性好、费用较低等优点,术中 CT 可以及时发现术中出血。神经导航系统由于费用昂贵、使用不方便等因素,使其使用受到极大的限制。相信随着经济的发展,其使用会逐渐得到普及。

(6)侧脑室穿刺外引流术:该术式在脑出血中的应用往往是作为有效的辅助手术治疗方案。其优点是:手术方法简单易行,耗时短,脑组织再损伤极小,可在局部麻醉下进行,尤其适合急诊手术,可迅速降低颅内压。近年来,随着技术的不断完善,此术式已成为治疗脑室出血或出血破入脑室的主要手段,尤其是针对出血形成脑室铸型的患者。经额角或枕角穿刺引流加纤溶药物注入结合腰大池置管持续引流或间断腰穿释放脑脊液法,更是一种安全简便、疗效显著的治疗方法。

4.康复治疗　卒中康复是通过治疗由卒中引起的能力丧失,寻找促进最大限度地恢复重建的一个过程。脑出血急性期康复治疗的有效性是任何药物所不能代替的。脑出血的康复治疗应包括肢体康复、语言康复、心理康复等。各指南均推荐对病情稳定的脑出血患者的康复治疗应早期进行,康复介入的时间越早,神经功能恢复越好。早期康复是指患者发病后,只要神志清楚、生命体征稳定、神经系统症状48h内不再进展即可开始康复训练,即在不影响患者抢救措施的情况下,康复几乎与药物治疗同步进行。如康复治疗中肢体摆放、体位变换和肢体被动活动对血压无明显影响,病后应马上开始。早期配合高压氧的运动训练能改善各器官功能,有效预防和治疗并发症,有利于康复的早期介入。

【并发症】

1.肺部感染 脑出血患者病情危重,多伴有不同程度的意识障碍,而肺部感染是脑出血患者常见而严重的并发症,它不仅会加重患者的病情,也是脑出血患者合并多器官功能衰竭的首要诱因和死亡的主要原因之一,因此做好脑出血患者肺部感染的防治,可减少脑出血患者死亡率,降低其致残率、提高治愈率。由于患者多为中老年人,大多存在基础疾病,常出现意识障碍、吞咽困难等增加误吸的可能性,导致吸入性肺炎;卧床时间相对延长则易引发坠积性肺炎;脑部功能受损,神经体液调节功能紊乱,易产生神经源性肺水肿、肺淤血,使得病原菌易于在肺部繁殖而致感染,这些因素的共同作用,使肺部感染发生的机会大大增加。

肺部感染的预防应针对易致感染的原因进行。除加强口腔、呼吸道护理外,营养支持、基础疾病及并发症的治疗、脑功能的恢复至关重要。对于肺部感染治疗通常行采集痰标本检查,根据致病菌的检查结果及药敏试验,明确病原菌,正确地使用抗生素。在未能获得明确的病原菌前,应根据病人的身体状态、基础病变的轻重经验性选择广谱抗生素以覆盖多种致病菌。

2.应激性溃疡 重度 ICH 时,常规应用抑酸药和质子泵抑制药可减少消化道出血的发生率。上消化道出血多见于脑干出血患者,其防治重点是保护胃黏膜,中和胃酸,积极治疗脑出血。及早给予肠内营养,使用止血药,或用冰水 100~200 ml 加去甲肾上腺素 4~8mg 胃管注入。上述止血措施无效时,应及早行内镜检查,试行镜下止血或外科手术治疗。

3.脑出血急性期的癫痫发作　癫痫是脑出血常见的并发症,首次发作应治疗 1 个月;脑出血早期经有效抗癫痫治疗不再发作者,不必长期应用抗癫痫药;频繁抽搐或时间较久者,应按癫痫长期服药,并寻找引起癫痫的病灶,必要时进行手术治疗。顶叶出血者早期抽搐发生率高,应预防性应用抗癫痫药物治疗。多数患者只需一种药物,可选择苯妥英钠、卡马西平或丙戊酸钠等,必要时可联合用药。

4.高血糖脑出血　常伴血糖升高,目前认为与以下因素有关,如发病前已有糖尿病或糖耐量异常、发病后机体对胰岛素的反应性和敏感性下降、应激反应。过高的血糖加重脑水肿、造成颅内压增高、脑细胞损害。

5.神经源性肺水肿　神经源性肺水肿是急性中枢神经系统损伤后,突发性颅内压升高引起的一类肺水肿,可发展至充血性肺不张、呼吸衰竭及成人呼吸窘迫综合征,起病急、进展快、病死率高。对于潜在发生神经源性肺水肿的患者,应及早给予高浓度吸氧。近年推荐使用的硝苯地平 10~20mg 舌下含化可迅速降低患者周围和肺动脉压力,对神经源性肺水肿有良好效果。多巴酚丁胺可提高心肌收缩力,同时也能加快心脏血流,是治疗神经源性肺水肿的首选药物。

6.常见并发症还包括　多器官功能障碍、深静脉血栓形成、电解质紊乱、褥疮等,对并发症积极的预防和治疗对改善预后同样有重要意义。

【预后】

脑血管病在全世界范围内都是致死、致残的主要原因之一,其中又以 ICH 死亡率最高。该类患者由于年龄大,多合并高血压、糖尿病、冠心病、慢性支气管炎等多种疾病,发病后易发生多器官功能衰竭。在 ICH 急性期预测患者的预后,可为确定最佳的治疗和康复策略提供重要的信息。

1.血肿体积及血肿扩大　研究表明,小血肿扩大概率小,预后较好。血肿扩大是 ICH 预后的强大的预测因子。脑室内出血是 ICH 患者不良预后的独立预测因子,脑室内出血体积大,累及脑室多者,预后不良。Staykov 等研究表明,尽管血肿尽快清除,最初发生在第三脑室的血肿体积成为较强的独立的负面预测因子。

2.体温　发热和血肿增大是 ICH 后不良预后的独立预测因子,Rincon 等的研究结果表明发热与血肿增大有暂时的独立的相关性,ICH 后发热与 90d 的不良预后有关。关于这一现象的机制及 ICH 后早期的温度调节是否能改善患者预后需要进一步研究。

3.血糖　应激性高血糖在 ICH 患者中常见,是不良预后和高死亡率的标志,尤其对于既往没有糖尿病史的患者。Lee 等也发现,入院时血糖水平与 ICH 后早期的死亡率有关,对于没有糖尿病史的患者,入院时的血糖水平与长期的死亡率有关,

4.标准临床评分量表　Huang 等对伴有血液透析 ICH 患者的研究显示,与死亡率独立相关的预后因素包括:GCS 评分,年龄逾 70 岁,收缩压<130mmHg 或>200mmHg,血肿体积>30ml,出现脑室出血及血清葡萄糖水平>8.8mmol/L;并制定标准临床评分量表,患者 30d 的死亡率随此评分的增加而增加,并可根据此量表对伴有血液透析的 ICH 患者进行危险分层。

5.血液中生化标志物　Tu 等的研究表明,ICH 患者血浆白介素-11 水平可能会成为 ICH 患者死亡率的新的独立预测因子,成为危险分层的有价值的工具。James 等通过研究表明幕上 ICH 后第 1 个 24h 内血浆 Sloob 和脑钠肽水平可准确预后患者的神经功能。

6.ICH 复发的预测　美国心脏协会/美国卒中协会《自发性脑出血诊疗指南》指出,脑叶出血常与脑血管淀粉样变性有关,易于复发;而基底核、丘脑或脑干部位出血的再出血风险较低。此外,首次发生的脑叶出血、高龄、服用抗凝药物、载脂蛋白 E2 或 E4 等位基因表达,以及

MRI 上微小出血灶的多少均与再出血有关。

总之，需充分认识相关因素对急性期脑出血患者生命预后的影响。在内科常规调整血压，减轻脑水肿与颅高压，保护主要脏器功能，控制高血糖，防治并发症基础上。选择手术时机清除血肿，使受压的神经细胞尽可能恢复。减轻出血后所致的继发性病理改变，打断危及生命的恶性循环，可最大限度地挽救部分患者的生命，减少生存后的致残率。

第四节　颈动脉粥样硬化

动脉粥样硬化是颈动脉狭窄或闭塞的主要原因。作为主要的脑供血动脉，颈动脉狭窄或闭塞可引起缺血性脑卒中，严重者还可导致死亡。颈动脉狭窄到一定程度便需要手术治疗切除硬化斑块，或行支架置入，扩张狭窄的血管，恢复动脉血流。

【诊断标准】

1.临床表现　动脉粥样硬化斑块可造成动脉管腔狭窄及脑动脉栓塞，从而引起脑缺血表现。根据脑缺血后脑损害的程度，其临床表现可分为两类，一类是由于轻度或短暂的供血不足引起暂时性神经功能缺失，但无明显脑梗死存在，临床上表现为短暂性脑缺血发作（TIA）；另一类缺血程度较重，持续时间较长，造成脑梗死，临床上表现为可逆性缺血性功能缺失（RIND）、进行性卒中（PS）和完全性卒中（CS）。

（1）颈动脉系统 TIA 病变对侧肢体常再现突然发作的麻木、感觉减退和感觉异常、上肢和（或）下肢无力、面肌麻痹（中枢性）或病变同侧单眼突发黑矇。如病变在优势半球常伴有语言障碍。症状在 24 小时内完全消失。

（2）脑梗死

①可逆性缺血性神经功能缺失发病似卒中，出现神经功能障碍较轻，24 小时以后逐渐恢复，一般在 1～3 周内功能完全恢复，脑内可有小范围的梗死灶。

②进行性卒中卒中症状逐渐发展,常于6小时至数日内达高峰,脑内有梗死灶存在,脑血管造影常显示颈内动脉或大脑中动脉闭塞。

③完全性卒中卒中症状发展迅速,在发病后数分钟至1小时内达高峰,并且稳定而持续的存在,其症状和体征随闭塞动脉的不同而异。

2.辅助检查 颈动脉狭窄或闭塞的诊断主要依靠颈部超声波检查、CTA、MRA、高分辨率 MRI 和动脉造影(DSA)。后者属于创伤性检查,但仍是目前确定颈动脉狭窄的主要检查方法。通过辅助检查可以了解颈动脉狭窄的部位、程度,以及侧支循环的代偿情况。

【治疗原则】

1.保守治疗 包括扩血管、改善脑血流和脑代谢的药物治疗等。

2.外科手术治疗 颈动脉内膜剥脱术(CEA)是目前有效的治疗方法。

(1)CEA 的手术指征仍未统一,公认的主要如下。

①颈内动脉颅外段严重狭窄对于症状性狭窄患者(TIA 或卒中),目前认为当狭窄大于50%时,CEA 的疗效肯定;对于无症状患者来讲,当狭窄大于60%或动脉粥样硬化斑块不稳定时建议手术治疗。

②狭窄部位在下颌角以下,手术可及。

③完全闭塞24小时以内,也可考虑手术;闭塞超过24~48小时,已发生脑软化者,不宜手术。

(2)CEA 麻醉可分为全身麻醉和局部麻醉两种。

①全身麻醉其优点包括:全程气道控制和动脉二氧化碳浓度控制;巴比妥类药物提供脑保护。

术中调控血压,其缺点包括术中脑灌注监测:包括 TCD、近红外分光镜、脑电图和体感诱发电位等技术的敏感性和特异性均较差,以致于缺乏准确的参数来决定分流技术的实施与否。异氟烷潜在的"偷盗"现象;脑保护所需要的高浓度异氟烷及术后恶心、呕吐等。心血管系统的反应也较常见,例如麻醉诱导的交感反应、气管插管、手术切口及拔管等均可导致冠脉循环和脑循环的损害。

②局部麻醉优点包括术中脑灌注监测敏感性高;分流使用率减少;心血管系统并发症减少;ICU 和住院天数减少;费用少;对于 COPD 患者可避免插管;避免"盲目"升高血压对心脏的有害作用等。

③其缺点包括各种局麻技术的并发症;急诊术中气道控制差;心肌缺血的发生率高;术中对患者与医师间的相互合作及交流能力要求较高。

3.颈动脉扩张支架成形术　近年,颈动脉支架成形术(CAS)的临床应用日渐增多,其创伤小且疗效肯定,可达到手术不能到达的部位,如颈内动脉颅底段及虹吸部,其技术已越来越成熟,除支架的种类增多和新的支架不断问世外,还研制成了防止颈动脉斑块脱落而导致脑栓塞的保护伞。但大规模的前瞻性研究正在进行中,远期疗效有待进一步研究。

第五章 神经外科微创治疗技术

第一节 血管介入技术

血管介入技术是应用选择性或超选择性血管造影，先明确病变部位、性质、范围和程度之后，根据适应证，经插入血管内的导管进行栓塞、血管腔内血管成形术和灌注药物等治疗。

神经血管介入治疗是指在 X 线下，经血管途径借助导引器械（针、导管、导丝）递送特殊材料进入中枢神经系统的血管病变部位，如动脉狭窄、动脉瘤、动静脉畸形、动静脉瘘、急性脑梗死以及头颈部肿瘤。治疗技术分为血管栓塞术（固体材料栓塞术、液体材料栓塞术、可脱球囊栓塞术、弹簧圈栓塞术等）、血管成形术（血管狭窄的球囊扩张、支架植入）、血管内药物灌注（超选择性溶栓、超选择性化疗、局部止血）。

神经介入治疗的适用范围：

（1）颅内动脉瘤。

（2）脑血管畸形及动静脉瘘。

（3）外伤性颈动脉海绵窦瘘。

（4）Galen 大脑大静脉动脉瘤样畸形。

（5）脊柱脊髓血管畸形及血管性肿瘤。

（6）颅面部高血运肿瘤。

（7）颈部动静脉瘘及大血管异常。

(8)缺血性脑血管病变。

(9)其他。

【神经介入血管造影术】

（一）全脑血管造影术

1.适应证

(1)颅内外血管性病变。如出血性或闭塞性脑血管病变。

(2)自发性脑内血肿或蛛网膜下腔出血(SAH)病因检查。

(3)头面部富血运肿瘤,术前了解血供状况。

(4)观察颅内占位性病变的血供与邻近血管的关系及某些肿瘤的定性。

(5)头面部及颅内血管性疾病治疗后复查。

2.禁忌证

(1)对碘过敏者(需经过脱敏治疗后进行,或使用不含碘的造影剂)。

(2)有严重出血倾向或出血性疾病者。

(3)有严重心、肝或肾功能不全者。

(4)脑疝晚期,脑干衰竭者。

3.术前准备

(1)常规术前检查:包括血、尿常规,出、凝血时间,肝、肾功能,心电图及胸部 X 线片。

(2)术前 8h 禁饮食,特殊情况,如急诊可经麻醉师酌情适当缩短。

(3)碘过敏试验:造影拟使用的造影剂 1ml,静脉推注。无心慌、气短、荨麻疹及球结膜充血等过敏体征,注射前后测量血压搏动低于 10～20mmHg 者为阴性。碘过敏试验阳性而必须行造影者,应术前 3d 进行激素治疗,并尽量使用非离子碘水溶液造影剂。

(4)双侧腹股沟及会阴区备皮:操作时间长的患者要留置导尿管。

(5)术前 30min 肌肉注射苯巴比妥。

(6)酌情术前 24h 静脉持续给予钙离子拮抗剂。

（7）器械准备：血管造影手术包 1 个，压力袋 2 个，软包装等渗盐水 500ml×4 袋，Y 形阀 1 个，三通接头 2 个，脑血管造影导管 1 根（SF 或 4F，血管迂曲者酌情选不同形状的造影导管），导管鞘 1 个（5F，6F），30cm 短导丝和 160cm 长导丝各 1 根。高压注射器及连接管，100～200ml 造影剂。穿刺针（成人选 16G 或 18G，儿童选 18G 或 20G）。

4.操作方法

（1）经股动脉穿刺操作步骤：①常规双侧腹股沟及会阴区消毒铺单，暴露两侧腹股沟部；②至少连接 2 套动脉内持续滴注器（其中 1 个与导管鞘连接，另 1 个备用或接 Y 形阀导丝）。接高压注射器并抽吸造影剂。所有连接装置要求无气泡。肝素盐水冲洗造影管；③穿刺点选腹股沟韧带下 1.5～2cm 股动脉搏动最明显处，局部浸润麻醉，进针角度与皮肤呈 30°～45°；④穿刺成功后，在短导丝的辅助下置血管鞘。持续滴注调节，滴数为 15～30 滴/min；⑤全身肝素化，控制活化部分凝血活酶时间（APTT）＞120s 或活化凝血时间（ACT）＞250s。肝素化的方法可参照以下方法：首次剂量每公斤体重 2/3mg 静脉注射，1h 后再给半量，2h 后再加 1/4 量，以后每隔 1h 追加前次剂量的半量，若减到 10mg 时，每隔 1h 给予 10mg；⑥在透视下依次行全脑血管造影，包括双侧颈内、颈外动脉，双侧椎动脉。必要时可行双侧甲状颈干及肋颈干造影。对血管迂曲者，导管不能到位时，可使用导丝辅助；⑦老年患者应自下而上分段行各主干动脉造影，必要时以猪尾巴导管行主动脉弓造影；⑧造影结束后用鱼精蛋白中和肝素钠（1～1.5mg 可对抗 1mg 肝素钠）。

（2）术后处理：①压迫并加压包扎穿刺点，卧床 24h，保持穿刺侧下肢伸直；②监测穿刺肢体足背动脉搏动，1 次/0.5h；③适当给予抗生素及激素。

（二）脊髓血管造影术

1.适应证

（1）脊髓血管性病变。

(2)部分脑蛛网膜下腔出血而脑血管造影阴性者。

(3)了解脊髓肿瘤与血管的关系。

(4)脊髓富血管肿瘤的术前栓塞。

(5)脊髓血管病变的复查。

2.禁忌证

(1)对碘过敏者。

(2)有严重出血倾向或有出血性疾病者。

(3)有严重心、肝或肾功能不全者。

(4)有严重高血压或动脉粥样硬化者。

3.术前准备　同脑血管造影。

4.操作方法及程序　同脑血管造影。

5.注意事项

(1)造影前,必须在透视下贴铅号或其他标记物,明确相应椎体的位置。

(2)造影必须包括所有的脊髓动脉,如双侧椎动脉、甲状颈干、肋颈干、各肋间动脉、腰动脉、髂内动脉。

(3)肋间动脉和腰动脉的常规注射剂量是 1ml/s,共 2～5ml。若有高血流的病变,可适当加量。

6.并发症　个别患者可致瘫痪及感觉障碍等症状加重,可能与导管刺激引起动脉痉挛及血流被阻断,从而加重脊髓缺血所致。造影前,应用地塞米松及钙离子拮抗药。选择导管不能过粗,以 4F～5F 为宜。

【血管栓塞术】

经导管栓塞术是介入治疗中的重要技术,它是将一些人工栓塞材料有控制地注入病变或器官的供应血管内,使之发生闭塞,中断血供,以达到控制出血,闭塞血管性病变,治疗肿瘤以及清除病变器官功能的目的。为适应不同部位、不同性质病变的需要,研究了种类繁多的栓塞物质。完成一项栓塞手术要由以下几个方面的因素构成:①导管;②栓塞材料;③操作技术;④监控设备。

（一）栓塞材料的分类

目前，栓塞材料种类繁多，可以适应不同的部位、不同性质病变的需要，总的来说，可以按以下几种方式进行分类：

（1）按材料性质分类可分为对机体无活性材料、自体材料及放射性颗粒三类。

（2）按物理性状可分为固体和液体栓塞材料两类。

（3）按使血管闭塞的时间长短可分为短期、中期和长期三类。

（4）按材料能否被机体吸收，分为可吸收性和不可吸收性两类。

（二）理想的栓塞材料应符合以下要求

（1）无毒、无抗原性、具有较好的生物相容性。

（2）能迅速闭塞血管，能按需要闭塞不同口径、不同流量的血管。

（3）易经导管传送，不粘管，易得、易消毒。

（三）各种栓塞材料介绍

1.非吸收性固体颗粒栓塞材料

（1）PVA 颗粒：由聚乙烯醇与甲醛经交联、干燥、粉碎、过筛而制成，为非水溶性，遇水性液体可膨胀，体积将增加 20%，生物相容性好，在体内不被吸收。PVA 颗粒大小在 $140\sim1000\mu m$，使用时将其混入造影剂以悬浮液的形式经导管注入病变部位，机械性阻塞并诱发血栓形成，从而将血管闭塞。PVA 的弥散性或穿透性和其颗粒大小及悬浮液的浓度有关。小颗粒和低浓度的 PVA 多用于闭塞小的血管，大颗粒高浓度的多用于闭塞较大的血管。

PVA 颗粒的优点是：注射时相对不受时间的限制，在微导管不能完全到位的情况下仍能进行栓塞治疗，注射过程相对简单，易于控制。

缺点是：输送注射 PVA 需要较大直径的导引微导管，对如脑 AVM 这样的病症，微导管不能理想进入畸形团，另外，由于畸形血管的直径粗细不一，需选用不同大小的颗粒进行栓塞，效果势必受影响。

（2）弹性微球：弹性微球的优点是直径可以压缩，便于输送。

2.可吸收性栓塞材料

(1)自体血块:自体血块是短期栓塞物,具有易得、易经导管注入,无菌和无抗原性等优点。血块在通过导管内腔时,可能破碎成许多小碎片,碎粒状小血块随着注射压力呈阵雨式地进入血管小分支内,因而能较好地控制胃肠道小动脉出血,而不能用于需一定大小栓子的血管畸形治疗。自体血块作为栓塞材料的主要缺点是不能预计闭塞血管的时间。

(2)明胶海绵:明胶海绵是外科手术止血剂,属蛋白基质海绵,能被组织吸收,明胶海绵堵塞血管后,起网架作用,能快速形成血栓。闭塞为非永久性闭塞,时间约为几周至几个月。明胶海绵的剂型有薄片和粉剂两种。明胶海绵的优点在于它无抗原性、易得、廉价、能消毒,可按需要制成不同大小和形状,摩擦系数低,用一般的血管造影导管即可快速注射,闭塞血管安全有效,是一种应用广泛的栓塞材料。

(3)藻酸盐微球:藻酸钠溶于水形成黏稠胶体,在钙离子作下产生大分子链间交联固化,可根据临床需要加工成固态微球。藻酸钠微球具有良好的生物相容性,无毒、无抗原性,栓塞后不引起化学或免疫作用,微球在3~6个月内无毒降解。

3.机械栓塞材料

(1)微弹簧圈:按弹簧圈控制方式分类可分为游离弹簧圈、电解可脱性弹簧圈(GDC)、机械可脱性弹簧圈(MDS-N)和水解脱弹簧圈。

游离弹簧圈:它与推进器之间无连接装置,推进器只能推动弹簧圈而无法撤回弹簧圈,因而使用时危险度大,限制了其应用。

电解可脱性弹簧圈:推进器与微弹簧圈的连接采用微焊接技术。该弹簧圈极柔软,对瘤壁压力小,可以反复调整弹簧圈的位置,直到位置合适后,推送器接电源正极通弱直流电(0.5~2mA),铂弹簧圈与推送器间的未覆盖绝缘层的不锈钢即被电解,使弹簧圈在动脉瘤内不需拉动就可解脱,整个过程约需4~12min。它的这种特性可减少弹簧圈误入载瘤动脉造成的误栓。

机械可脱性弹簧圈：它的性能和效果与 GDC 相似，主要区别是用机械方法解脱钨丝螺旋圈，能够自由拉回或重新放置螺旋圈，直到位置满意后，将推进器头端超出微导管，螺旋圈可立即解脱于瘤腔内。目前，有 3 种不同的解脱装置，即钳夹型、套环型和内锁型，其中内锁型在微导管中摩擦力小，解脱时稳定性好，优于前两种。

水解脱弹簧圈：通过增加水压使导管扩张，从而解脱弹簧圈无需另外的电源，稳定可靠，只需两个注射器。

新型弹簧圈：Hydro Coil 表面涂有水凝胶层，放入动脉瘤后，水凝胶开始膨胀，充分填充动脉瘤空间，随着水凝胶的膨胀，血液中促进愈合的成分（如蛋白质等）被吸入水凝胶中，提高了愈合率。Matrix Coil 表面涂有可降解高分子材料，在动脉瘤内造成血流阻滞，诱发血栓形成，提高栓塞效果。

（2）可脱球囊：有乳胶球囊和硅胶球囊两种，应用时要使用永久性填充剂填充球囊，与微导管配合使用，待球囊进入瘤体并充胀后，轻轻后拉导管，印可解脱球囊。由于球囊的使用技术较为复杂，还有较多缺陷，目前临床上只适合于颅底基底动脉分叉部动脉瘤、眼动脉瘤、闭塞试验及颈内动脉，海绵窦瘘的栓塞治疗。另外，还有使用不可脱性球囊进行动脉栓塞的，方法是当球囊置入瘤体后充盈球囊而不解脱球囊，将球囊连同所附微导管固定在颈动脉鞘上，这种方法引起的损伤较大，故现已较少应用于临床，并被新的栓塞方法代替。

4.液体栓塞材料　从理论上讲，液体栓塞材料可直接注入动脉瘤瘤腔内，可以完全适应不同形状和大小的动脉瘤腔，使瘤壁和栓塞材料之间不留任何空隙，从而达到永久性栓塞。另一方面，由于易于操作，可通过细长微导管直接注入血管，因而液体栓塞材料相对其他栓塞材料来说是比较理想的栓塞材料。近年来，在血管内治疗领域受到了相当多的关注。液体栓塞材料分为两种，黏附性液体栓塞材料和非黏附性液体栓塞材料。

（1）黏附性液体栓塞材料：黏附性液体栓塞材料中最具代表性的是

氰基丙烯酸酯类组织胶,目前应用临床的主要是 α-氰基丙烯酸正丁酯(NBCA)。它在血液中可瞬间聚合,在盐水中聚合需 15～40s,而在 5％的葡萄糖溶液中却不发生聚合。这给栓塞操作带来了方便,在栓塞前后用 5％的葡萄糖溶液冲洗导管,可避免其在导管内发生聚合,阻塞导管。同时加入适量钽粉,可进一步增强显影效果而不会影响组织胶的聚合时间。以 NBCA 为代表的氰丙烯酸酯类液体栓塞材料的最大缺点是"粘管"问题,这一问题是黏附性栓塞材料所特有的。由于其黏附性,注胶时间受到限制,注射后,必须立即撤管,否则将有微导管黏附于畸形团的危险。这就要求术者具有丰富的注胶经验,掌握好胶的浓度,把握注射速度和注射时间,严格控制反流,及时撤除微导管。另一方面,NBCA 聚合时会放出热量,这也是此类栓塞材料的一个缺点。

(2)非黏附性液体栓塞材料:为了克服黏附性液体栓塞材料能将微导管黏附于血管壁的危险,非黏附性的液体栓塞材料已被不断地开发并应用到实际的栓塞治疗中。这类栓塞材料大多是由已经聚合的非水溶性的大分子聚合物溶于某种有机溶剂中配制而成的。当与水性溶液接触时,有机溶剂很快弥散至水溶液中,聚合物沉淀析出成固体而起到栓塞作用。目前,已用于实验和临床的非黏附性材料主要有以下几种:

1)无水乙醇:无水乙醇是 20 世纪 80 年代初开始使用的一种液体栓塞材料,可造成血管永久性闭塞和器官、肿瘤的梗死。乙醇注入血管后,使血管蛋白成分发生变性,损伤血管内皮,血管内可迅速形成血栓。作用部位主要为末梢血管,大血管继发性闭塞。无水乙醇所造成的栓塞是持久性的。乙醇易于通过细导管注射,适于选择性栓塞,如用球囊导管注射会更安全、可避免反流。注射速度既不能太快、又不能太慢。注射结束后,应立刻用少量盐水冲洗导管,防止导管内残存乙醇而发生凝血。另外,无水乙醇还有使用方便、价廉、具有无菌和灭菌的优点。可用于肾肿瘤、肾切除、食管静脉曲张、精索静脉曲张以及支气管动脉栓塞治疗大咯血等。

2)碘化油:植物油与碘结合的一种有机碘化合物,本品为淡黄色和黄色的澄清油状液体,微有类似蒜的臭味。主要用于末梢血管病变栓塞,作为缓释药物载体用于肝癌、子宫肌瘤等的治疗。

3)乙烯乙烯醇共聚物(EVAL):乙烯乙烯醇共聚物(EVAL)是由乙烯和醋酸乙烯酯聚合再经水解而成。它可溶于有机溶剂二甲亚砜(DMSO)。当与水溶液接触时,DMSO很快弥散在水溶液中,EVAL沉淀析出固体而起到栓塞作用,沉淀析出成固体后并无黏附性,这一点与NBCA完全不同。加入显影剂可使其在X线下显影。EVAL和DMSO的比例不同,所组成溶液的黏度、密度以及沉淀时间不同。EVAL在应用时,为防止微导管堵塞,注射前要用DMSO冲洗管腔,来替换微导管内的水性溶液。因EVAL为非黏附性的液体栓塞材料,注射过程中无"粘管"之虞,可经同一微导管多次注射栓塞。EVAL的最大的缺点在于有机溶剂DMSO的血管毒性反应,由于DMSO的血管毒性,其用作溶剂的非黏附性液体聚合物能否用作栓塞材料成为目前争论的焦点。但有报道指出,相关研究证明小剂量、慢速注射DMSO是安全的,DMSO及相关非黏附性材料的安全应用,关键在于注意掌握注射速度和注射剂量。国外产品牌号为Onyx,用钽粉作显影剂。

【血管成形术】

经皮血管腔内血管成形术(PTA)是经导管等器械扩张再通动脉粥样硬化或其他原因所致的血管狭窄或闭塞性病变,这一疗法是20世纪60年代开始应用的,在20世纪80年代前主要采用球囊导管进行治疗,称为球囊血管成形术。在20世纪80年代陆续出现了几种血管成形术的新技术,主要是激光血管成形术、粥样斑切除术、血管内支架成形术等。

(一)颈动脉狭窄支架成形术

1.适应证

(1)无症状者,血管管径狭窄程度>80%,有症状者(TIA或卒中发作),血管管径狭窄程度>70%。

(2)血管管径狭窄程度50%~70%,但有溃疡性斑块形成。

(3)某些肌纤维发育不良者,大动脉炎稳定期有局限性狭窄。

(4)放疗术后狭窄或内膜剥脱术后、支架置入术后再狭窄。

(5)急性动脉溶栓后残余狭窄。

(6)由于颈部肿瘤等压迫而导致的狭窄。

2.禁忌证

(1)3个月内有颅内出血,2周内有新鲜脑梗死灶者。

(2)不能控制的高血压者。

(3)对肝素、阿司匹林或其他抗血小板聚集类药物禁忌者。

(4)对造影剂过敏者。

(5)颈内动脉完全闭塞者。

(6)伴有颅内动脉瘤,且不能提前或同时处理者。

(7)在30d内,预计有其他部位外科手术者。

(8)2周内曾发生心肌梗死者。

(9)严重心、肝、肾疾病者。

3.术前准备

(1)术前6h禁食禁水。

(2)双侧腹股沟区备皮。

(3)术前3～5d口服抗血小板聚集药物,氯吡格雷75mg＋阿司匹林100mg。

(4)术前评价,包括颈部血管超声、TCD评价。

(5)全脑血管造影或CTA、MRA。

4.操作方法

(1)经股动脉采用Seldinger技术穿刺,一般放置8F导管鞘,导管鞘连接加压等渗盐水持续滴注冲洗。

(2)8F导引导管后面接Y形阀或止血阀,并与加压等渗盐水连接,在0.089mm泥鳅导丝小心导引下,导管放在患侧颈总动脉,头端位置距离狭窄约3～5cm。对过度迂曲的颈总动脉可以使用交换导丝,将导引导管交换到位。

（3）通过导引导管血管造影测量狭窄长度和直径，选择合适支架，并行患侧狭窄远端颅内动脉造影，以备支架置入后对照。

（4）通过导引导管将保护装置小心穿过狭窄段，并释放在狭窄远端4～5cm 位置，撤出保护装置外套后，选择合适的球囊行预扩张，扩张后造影。扩张前静脉给予阿托品0.5mg，以防心律失常。

（5）撤出扩张球囊后置入支架，造影检查置入支架后残余狭窄管径，酌情做支架内后扩张。

（6）最后撤出保护装置，行颈部及患侧颅内动脉造影，并与术前对比。

5.注意事项

（1）动脉狭窄段过度迂曲或高度狭窄，保护装置到位困难时，可以选择导丝交换保护装置或使用直径较小的冠状动脉球囊，行扩张后置入保护装置。

（2）术前心率＜50 次/min 或伴有慢性心功能不全者，可以预先放置临时起搏器。

（3）对侧颈内动脉完全闭塞，其血流完全依赖于患侧者，有条件者应尽量选择全身麻醉。

（4）高度狭窄病变，狭窄远端无任何侧支循环者，扩张后要适当控制血压，收缩压维持在基础血压的2/3。若同时还伴有其他血管狭窄，在同期手术中不能处理或不适合血管内治疗者，血压不能控制过低。

（5）保护装置的使用已经被大量的研究所证实，其能够降低栓子脱落所导致的栓塞并发症，对有条件的患者可以尽量使用。

（6）术后不中和肝素，3～6h 后拔鞘。

（7）术后用药：术后维持术前抗血小板聚集药物（氯吡格雷75mg＋阿司匹林100mg)3～6 个月，3～6 个月后酌情减量。

6.并发症及其处理

（1）心律失常为最常见并发症，一般发生在球囊扩张时或支架置入后，可出现心率下降，应在扩张前5min 静脉给予阿托品0.5～1mg。术前心率＜50次/min者或伴有心功能不全者,可以在术前置入临时起搏器,术后3～6h左右拔出。

(2)血压下降若下降不超过20mmHg,可以暂不处理,支架置入6h内收缩压持续下降＜100mmHg者,可以给予肾上腺素或多巴胺治疗。

(3)栓子脱落无症状者可以不做特殊处理。

(4)血栓形成在确定没有颅内出血或出血倾向时,可以做动脉内溶栓。

(5)过度灌注在术前分析有过度灌注高风险的患者(极度狭窄、假性闭塞、狭窄远段没有侧支循环者),在扩张之后要控制血压(收缩压维持在100～130mmHg)。有条件者应做TCD监测。

(6)血管痉挛使用保护装置或较硬的交换导丝,0.46mm(0.018inch)可能会导致狭窄远端血管痉挛,一般不做特殊处理,撤出导丝和保护装置后,痉挛会解除。有严重痉挛时,若远端血流受阻,可局部给予解痉挛药物。

7.备注　狭窄血管测量方法,采用北美症状性颈动脉内膜切除协作研究组(NASCET)的标准:狭窄率(%)=(1－最狭窄动脉直径/狭窄远端正常动脉管径)×100%。计算由数字减影血管造影机的机载软件自动完成。

(二)颅内动脉狭窄支架成形术

1.适应证

(1)症状性颅内动脉狭窄程度＞60%。

(2)狭窄远端血管正常,后循环血管病变长度＜20mm;前循环血管病变长度＜15 mm。

(3)急性动脉溶栓后残余狭窄。

2.禁忌证

(1)脑梗死后遗留有严重的神经功能障碍。

(2)慢性完全血管闭塞。

(3)狭窄段呈锐角。

(4)狭窄段血管正常管径＜2mm。

(5)颈内动脉弥漫性狭窄。

(6)先天性发育不良。

(7)烟雾病、动脉炎等少数不明原因的病变。

(8)脑梗死后 2 周内。

(9)2 周内曾发生心肌梗死。

(10)严重全身系统性病变。

(11)预计生命存活＜2 年。

2.术前准备　同颈动脉支架置入术。

3.操作方法

(1)有条件者,尽量做气管插管和全身麻醉。

(2)经皮股动脉穿刺,使用 6F 导管鞘。

(3)全身肝素化,术后不中和肝素。

一般使用单导丝技术,导丝要求在 0.36mm(0.014inch),长度180～190cm。导丝头端软头长度＞10cm。若狭窄段存在夹层或动脉瘤样扩张,使用微导管技术,超选择造影证实微导管穿过狭窄段,进入血管真腔后,用 0.36mm(0.014inch)交换导丝(300cm),然后再置入支架。

可以选择球囊扩张式支架,也可选择自膨式支架。选择自膨式支架一定要进行预扩张。

球囊扩张式支架释放压力为所选择支架的命名压,逐步缓慢加压。若释放支架后,在血管内仍有残余狭窄,可以选择扩张球囊行支架内后扩张。

高度狭窄的患者伴有侧支循环欠佳者,在支架释放前应注意控制血压,收缩压为基础血压下降 20～30mmHg,支架置入术后 24h 仍然维持低血压。但若存在其他血管狭窄,应注意血压不能过低,以免造成低灌注性梗死。

术后不中和肝素,3～6h 后拔出导管鞘。

4.注意事项　对 45 岁以下的症状性颅内动脉狭窄患者,若动脉粥样硬化证据不足,应严格掌握适应证。

5.术后用药　围手术期 3d 抗血小板聚集药物同术前,同时给予低分了肝素钠 0.4ml×2 次/d。3d 后维持术前抗血小板聚集药物 3~6 个月,3~6 个月后酌情减量。

6.并发症及其处理

(1)血管破裂:发生在球囊预扩张或支架置入过程中,根据情况采取补救措施,可以先用球囊封闭破裂处,并立即中和肝素,酌情给予外科修补;在无穿支动脉部位,可以尝试带膜支架。

(2)血栓形成:处理方法同颈动脉支架置入术。

(3)穿支动脉闭塞:可以用扩容、升高血压等方法治疗,慎用动脉内溶栓。

(4)再狭窄:评估后可以用球囊扩张或再次支架置入。

(5)脑出血或蛛网膜下腔出血:酌情给予对症处理。

【血管内药物灌注】

血管内药物灌注术可以简单地定义为:通过介入放射学方法,建立可由体表到达靶病变血管的通道(导管),再由该通道注入药物达到局部治疗的一种方法。

血管内药物灌注术常用的器材包括常规器材如穿刺针、导丝、血管鞘、导管等,此外特殊器材还包括有同轴导管系统、球囊阻塞导管、灌注导丝、灌注导管、全植入式导管药盒系统、药物注射泵及脉冲式注射泵等。血管内灌注常用的药物根据病种不同而异,包括肿瘤化疗药物、血管收缩剂、血管扩张剂、溶栓药物及抗炎药物等。

在行血管内药物灌注时,先常规进行选择性动脉造影,了解病变的性质、大小、血供及侧支情况,必要时进行超选择性插管进行治疗。入路主要有股动脉、桡动脉及锁骨下动脉等。经股动脉插管操作方便,成功率高,主要用于短期的血管内药物灌注治疗;经锁骨下动脉穿刺难度较大,技术要求高,但不影响行走,故可保留导管用于长期持续间断性药物灌注。

血管内药物灌注的治疗方式分一次冲击性及长期药物灌注两种。前者是指在较短时间内,通常 30 分钟到数小时将药物注入靶血管内,然后拔管结束治疗的方法,主要用于恶性肿瘤化疗及溶栓治疗等。后者相对于一次冲击治疗而言,导管留置时间长,一般在 48 小时以上,灌注可为持续性或间断性,常用于肿瘤的姑息治疗、胃肠出血及溶栓治疗等,因其药物与病变接触时间长,可重复多次给药,疗效上强于前者,但对于留置导管的护理要求比较高。

血管内药物灌注能使药物高浓度进入病变区,从而提高对局灶性病变的治疗效果,减少药物的毒副作用,临床疗效明显优于全身化疗,且明显降低了化疗药的毒副作用。

血管内药物灌注目前在临床上常用于治疗恶性实体瘤,动脉痉挛、狭窄或闭塞引起的缺血性病变,动脉内血栓形成等;也可以用于治疗难治性局灶性炎症。

第二节　血管性疾病的综合介入治疗

一、脑动脉瘤的介入治疗

血管内介入治疗与经典的显微外科手术同为脑动脉瘤的主要确定性治疗方法。自从 Guglielmi 于 1991 年率先将电解可脱式弹簧圈成功应用于脑动脉瘤栓塞以来,介入治疗设备、器械和技术得到了迅猛发展,接受介入治疗的脑动脉瘤患者例数明显增加,疗效不断提高。2012年美国心脏协会/美国卒中协会新版动脉瘤性蛛网膜下腔出血治疗指南中首次建议:脑动脉瘤的治疗应由包括脑血管外科医师及血管内治疗医师的多学科团队根据患者具体病情特点制订方案,当外科手术和介入治疗对破裂动脉瘤患者均适合时,应优先考虑介入栓塞治疗。

【适应证】

随着介入治疗材料和技术的进步，脑动脉瘤介入治疗适应证正不断拓宽，对多数脑动脉瘤而言，既可行显微外科手术夹闭，也适合介入栓塞治疗。一般认为，以下情况可能更多考虑介入治疗。

1.70 岁以上的高龄体弱患者。

2.临床分级高（WFNS 分级Ⅳ、Ⅴ级）或患者病情不稳定，难以耐受开颅手术的患者。

3.外科手术困难或风险较大的病例，如基底动脉动脉瘤、颈内动脉海绵窦段动脉瘤等。

【禁忌证】

1.血管迂曲、动脉硬化严重，预计栓塞导管和材料难以到位。

2.相对禁忌证脑动脉瘤破裂合并较大颅内血肿（＞30ml）可能需外科手术清除血肿；大脑中动脉动脉瘤解剖显露相对容易，一般更多考虑外科手术夹闭。

【围术期处理】

1.常规术前准备。

2.麻醉方式大多选择气管插管、全身麻醉，以保证图像稳定和介入操作的准确性；载瘤动脉闭塞术前行球囊闭塞试验时，可选择局麻以评估患者神经功能改变。

3.抗凝及抗血小板聚集措施介入栓塞术中给予静脉全身肝素化，维持活化凝血时间（ACT）在正常基础值的 2～3 倍。支架辅助栓塞术围术期抗血小板措施尚缺乏统一的规范。本单位常用方法是：首次给予负荷剂量 3000～5000U 全身肝素化，此后每小时追加 1000U，直至治疗结束；对于未破裂脑动脉瘤拟行支架植入者，术前口服抗聚集药物3～5 天（氯吡格雷 75mg＋阿司匹林 300mg），对于破裂脑动脉瘤，仅术前 2 小时顿服 1 次（氯吡格雷 225mg＋阿司匹林 300mg）。支架植入术后继续给予低分子肝素皮下注射 3 天，氯吡格雷 75mg 及阿司匹林

100mg(1次/日)6周,继续单服阿司匹林100mg(1次/日)半年以上。

【治疗方法】

1.微弹簧圈栓塞术

(1)脑血管造影后选择最佳工作角度,使瘤颈和瘤体均显示清楚,置入导引导管。

(2)根据动脉瘤的位置及形态选择微导管并塑形。

(3)在微导丝引导下小心将微导管顺行超选送入动脉瘤囊内,也可先将微导管先送至动脉瘤远端载瘤动脉,再采用回撤法使微导管顺塑形方向进入瘤囊,微导管头端应避免紧贴动脉瘤壁或朝向可疑薄弱部位。

(4)根据测量动脉瘤的结果选择合适的弹簧圈进行栓塞,第一个弹簧圈直径应该大于瘤颈,等于或稍大于瘤体最小径,使其能紧贴瘤壁盘成篮,为后续弹簧圈填塞提供框架。在栓塞过程中,应动态血管造影确认弹簧圈位置合适、载瘤动脉通畅,最终尽可能达到弹簧圈填塞致密。

2.球囊再塑形辅助技术

(1)根据载瘤动脉直径及动脉瘤位置选择合适的保护球囊,可单侧或双侧股动脉穿刺插管,单侧股动脉插管时,导引导管应能同时容纳微导管及球囊导管。

(2)首先将微导管送入动脉瘤腔内,再将保护球囊送至载瘤动脉动脉瘤颈处,可试充盈球囊确认球囊位置稳定、瘤颈保护满意。

(3)需实施球囊保护时,充盈球囊后送入弹簧圈,推送完毕后缓慢泄球囊,确认弹簧圈稳定性再解脱,重复上述步骤直至满意填塞。

(4)应尽量缩短单次球囊闭塞时间,一般1~2分钟以内为宜,不应超过5分钟,球囊充盈前先将弹簧圈送至导管开口或部分送入动脉瘤有助于缩短闭塞时间。

3.支架辅助技术

(1)根据载瘤动脉直径及动脉瘤颈部宽度选择合适的支架,一般支架两端应各超出动脉瘤5mm以上。

（2）在微导丝引导下使支架导管跨越动脉瘤颈送至载瘤动脉远端，当瘤体大、瘤颈过宽时微导丝或支架导管可能难以跨过动脉瘤颈，可采用瘤腔内预填弹簧圈支撑或球囊辅助导丝跨越瘤颈。

（3）支架释放可在弹簧圈填塞前、中、后阶段进行，根据支架释放与微导管超选及弹簧圈填塞的次序，技术上可采用支架网眼穿越（through the struts 技术，即先释放支架，再将微导管通过支架网眼超选择进入动脉瘤内）、支架外导管固定（stent jailing 技术，即先将微导管送入动脉瘤内，再释放支架固定微导管）、支架半释放（semi-j ailing 技术，即先释放部分支架，待弹簧圈推送完毕后，再完全释放支架）。

4.载瘤动脉闭塞术

（1）适于颈内动脉及后循环梭形、宽颈、巨大动脉瘤，难以行瘤内栓塞者，且脑动脉侧支循环代偿充分，球囊闭塞试验（BTO）阴性。

（2）耐受 BTO 临床评价标准为完全闭塞后 30 分钟无神经系统功能障碍，强化试验（降压 20～30mmHg,20～30 分钟）阴性。

（3）球囊闭塞后侧支循环代偿充分的标志为，行健侧脑动脉造影时，患侧毛细血管充盈良好；双侧静脉期同时出现，患侧充盈时间与健侧充盈时间相差小于 1.5 秒。

【并发症及防治】

1.血栓形成　　血栓性并发症是动脉瘤栓塞过程中最常见的并发症，在动脉瘤致密栓塞后可按急症常规溶栓，尽量采用微导管超选择性溶栓，减少溶栓药物的用量。

2.术中动脉瘤破裂　　应迅速继续弹簧圈填塞是最重要的止血措施，同时中和肝素，保持患者生命体征平稳。术后常规 CT 扫描，如继发脑积水或颅内血肿必要时可酌情选择手术。

3.弹簧圈解旋、断裂及移位处理　　如未解脱前先尽可能将弹簧圈从血管内撤出，如无法取出者，可将弹簧圈拉至次要分支如颈外动脉内固定，或用支架将弹簧圈游离部分贴附至动脉壁上，防止堵塞远端血管；游离弹簧圈远端移位时，必要时可采用抓捕器或外科手术移除弹簧圈。

二、脑动静脉畸形的介入治疗

脑动静脉畸形（AVM）介入治疗的目的包括：部分单一动脉供血的中小型 AVM 有望单纯栓塞治愈；缩小大型 AVM 的体积，为手术切除或定向放射外科治疗创造条件；部分性或选择性栓塞，降低脑血流量，消除伴发的动脉瘤等危险因素，降低出血风险。

【适应证】

1.供血动脉可获超选择性插的 AVM 一般均可进行栓塞。

2.不适合手术的脑深部 AVM、重要功能区的 AVM。

3.体积巨大、高血流量 AVM，部分栓塞缓解症状、降低出血风险，或外科手术、定向放射外科治疗前辅助栓塞。

4.患者不能耐受手术或不愿手术。

【禁忌证】

1.供血血管迂曲、纤细，微导管难以到位。

2.病情危重、全身情况差，难以耐受麻醉者。

【围术期处理】

1.常规术前准备。

2.术前用药病变　位于功能区，以癫痫发病者，宜行予抗癫痫治疗。

3.麻醉方式　无统一规范，但气管插管、全身麻醉有助于图像稳定和介入操作的准确性；术中拟行 Wada 试验进一步验证供血动脉支配区域的患者可行局部麻醉。

【治疗方法】

1.全脑血管造影：需详细评估 AVM 的血管构筑学特征，包括供血动脉、引流静脉及畸形血管团的相关信息。

2.放置导引：导管根据目标血管及拟采用的栓塞材料选择合适微

导管,在监测下将微导管超选择性送入主要供血动脉分支并尽量接近畸形团。

3.微导管到位后,要行多角度超选择血管造影,确认微导管到位,进一步了解血管畸形团结构和血流速度,有无供应正常脑组织的分支等信息,尽量避免栓塞正常血管。

4.AVM 常用栓塞材料包括 NBCA 胶、Onyx 胶及微弹簧圈等。采用 NBCA 及 Glubran 胶栓塞时,需要根据超选择性血管造影特点将碘油稀释为合适浓度,以 5%葡萄糖溶液充分冲洗微导管(一般需 5~10ml)后即可在空路途或透视监视下缓慢注胶,栓塞完成后再拔除微导管。栓塞中出现异常情况,如 NBCA 沿导管反流或误栓正常血管时,应立即停止并拔除微导管。Onyx 胶(Onyx-18)栓塞前则需缓慢推注 DMSO 充满微导管无效腔,注胶应缓慢(0.1~0.15ml/min),视供血动脉迂曲情况,反流应控制在 1~1.5cm 以内。

5.高流量的动静脉瘘,可以结合球囊、弹簧圈进行栓塞,合并动脉瘤时,原则上应先闭塞动脉瘤;巨大 AVM、高流 AVM,可行控制性降压,也可分次栓塞。

【并发症及防治】

1.颅内出血 介入术中微导丝或微导管可能刺破血管分支导致出血,一旦发现应保持微导管在位不得退回,中和肝素,如远端分支破裂可考虑闭塞血管止血;因拔除粘连的微导管或术后正常灌注压突破引起的严重出血需手术治疗。

2.导管留置 因反流过长导致导管粘连着,强行拔除可能导致严重颅内出血,可考虑留置微导管,评估 AVM 残留出血风险及残留导管致血栓风险后,采取手术取出或长期留置导管及抗凝措施。

三、硬脑膜动静脉瘘的介入治疗

硬脑膜动静脉瘘(DAVF)可发生于硬脑膜的任何部位,其中以海绵窦区及横窦-乙状窦区最为多见。DAVF 的临床表现及进程与静脉引流方式关系密切,Cognard 等(1995 年)据此将其分为 5 型:Ⅰ型,引流至硬脑膜静脉窦,血流为顺向,无明显症状;Ⅱ型,引流至硬脑膜静脉窦,但逆向反流至邻近静脉窦(Ⅱa 型)或皮层静脉反流(Ⅱb 型),或两者均有(Ⅱa+b 型);Ⅲ型,直接引流至皮层静脉,无静脉扩张;Ⅳ型,直接引流至皮层静脉,伴有静脉瘤样扩张;Ⅴ型,具有脊髓静脉引流。一般认为Ⅰ型和Ⅱa 型自然病程偏良性,而Ⅲ型和Ⅳ型颅内出血发生率可分别达 40% 和 65%。DAVF 介入治疗目的包括:部分供血单一者可单纯栓塞治愈;栓塞与手术或定向放射外科治疗相结合;部分栓塞,降低脑血流量,减轻症状。

【适应证】

1.有颅内出血、神经功能障碍、颅内压增高、颅内杂音难以忍受及局部压迫症状者。

2.有潜在的颅内出血、神经功能障碍风险。

3.进行性颅内压增高、神经功能障碍如视力下降等具有急症治疗指征。

【治疗方法】

1.全脑血管造影:应包括双侧颈内、颈外及椎动脉大血管造影,详细了解供血动脉、危险吻合、瘘口位置、静脉引流和静脉窦通畅情况,以及全脑循环时间等信息。

2.根据全脑血管造影结果选择栓塞途径,主要包括经动脉入路栓塞和经静脉入路栓塞,或两者结合。

3.经动脉入路栓塞常用栓塞材料包括 NBCA 胶、Onyx 胶及微弹簧圈等,多选择颈外动脉分支进行栓塞,微导管应尽量靠近瘘口。使用 Onyx 胶进行栓塞时,视情况可另置造影导管于参与供血的颈内动脉或椎动脉内,术中动态造影观察以防止 Onyx 反流至该动脉主干。

4.经静脉入路栓塞常用栓塞材料为微弹簧圈和 Onyx 胶,其目的是闭塞瘘口汇集的静脉端,抵达途径除股静脉插管外,还包括静脉(如眼上静脉)或静脉窦直接穿刺。闭塞静脉窦前,需确认其已丧失正常脑静脉引流功能。

【并发症及防治】

1.眼部症状加重　多见于海绵窦区 DAVF,因眼静脉血栓形成或部分栓塞后瘘口闭塞不全使眼部淤血加重,可给予激素和抗凝治疗,瘘口闭塞不全者可能需急诊再手术。因此,对于静脉引流途径单一,如海绵窦区 DAVF 单纯眼上静脉引流的患者应慎行经动脉途径栓塞。

2.脑出血　多见于正常的脑静脉回流受阻,或者不全栓塞后静脉引流通路转变为皮质反流,酌情给予保守治疗或再次手术闭塞瘘口。

3.疼痛和脑神经麻痹　多因颈外动脉栓塞或静脉窦填塞压迫所致,可给予对症处理。

四、脊髓血管畸形的介入治疗

【适应证】

1.供血动脉可获超选择性插管到位的脊髓血管畸形一般均可进行栓塞。

2.单纯栓塞可治愈的病变;或目前无法解剖治愈,但部分栓塞缓解症状,降低出血和脊髓功能障碍继续加重的风险。

3.辅助栓塞治疗,为手术切除提供帮助。

【禁忌证】

1.目标血管迂曲、纤细,微导管难以到位。

2.全身情况差,难以耐受麻醉者及介入治疗。

【围术期处理】

1.常规术前准备。

2.麻醉方式　可视患者耐受情况和治疗复杂程度选择局麻或全身麻醉。

【治疗方法】

1.脊髓血管造影 脊髓供血动脉众多,应根据病变位置和特点应行完善的脊髓血管造影,避免遗漏供血动脉及瘘口;部分脊髓血管畸形血流速度慢,显影延迟,应延长造影透视时间,确认瘘口及静脉回流特征。

2.硬脊膜动静脉瘘栓塞一般多首选外科手术治疗,瘘口易于插管者亦可先试行介入治疗。微导管应尽量接近瘘口,选择 NBCA 胶及 Onyx 胶等液体栓塞剂,栓塞目标是使栓塞剂通过瘘口弥散至引流静脉近端,但应避免栓塞剂到达引流静脉远端。

3.髓周动静脉瘘 Ⅰ型,由于供血动脉纤细且距瘘口较远,一般栓塞较困难,若微导管能够到位,可使用少量液体栓塞剂或小弹簧圈将瘘口闭塞即可;Ⅱ型,瘘口较大,应明确是否为单一瘘口供血,若为多支动脉汇集至同一瘘口,可选择较易插管的供血动脉进行栓塞,根据瘘口大小可选择液体栓塞剂、微弹簧或微球囊闭塞。Ⅲ型,血流速度较快,可使用弹簧圈或可脱性球囊进行栓塞。

4.脊髓动静脉畸形栓塞 首先选择相对风险较小的脊髓后动脉、根软膜动脉进行栓塞;经脊髓前动脉栓塞时,微导管要送入畸形团内,行超选择性造影显示无反流及正常脊髓动脉显影时,方可栓塞。如患者既往有出血史,应首先选择合并动脉瘤或高流量动脉瘘的分支进行栓塞。栓塞材料多选用液体栓塞剂,如选择微粒栓塞时,微粒直径必须 $>150\mu m$,应遵循缓慢、少量、多次及动态观察的原则,一旦发现流速变慢,应停止栓塞。

【并发症及防治】

1.静脉引流淤滞及血栓 形成可由于栓塞所致或静脉血流速度下降后血栓形成进展所致,可给予肝素等抗凝治疗。

2.误栓致脊髓功能障碍 可给予扩容、抗凝、神经缺血保护药物等。

五、缺血性脑血管疾病的介入治疗

（一）颈动脉狭窄支架植入术

【适应证】

（1）症状性狭窄≥50%，或无症状性狭窄≥70%。

（2）血管狭窄＜50%，但有溃疡性斑块形成。

【禁忌证】

（1）3个月内有颅内出血。

（2）2周内有新发心肌梗死或较大范围脑梗死。

（3）合并颅内动脉瘤尚未治疗，且不能同期治疗。

（4）对肝素、阿司匹林或其他抗血小板聚集类药物禁忌者。

（5）颈内动脉已完全闭塞。

（6）严重心、肝、肾疾病者。

【围术期处理】

（1）常规术前准备。

（2）麻醉方式：可视情况选择局麻或全身麻醉。

（3）抗凝及抗血小板聚集措施：术前3～5天起口服氯吡格雷75mg＋阿司匹林300mg，1次/日；治疗过程中应全身肝素化；支架植入术后继续给予低分子肝素皮下注射3天，继续服用氯吡格雷75mg（至少4周）及阿司匹林100mg（长期）。

【治疗方法】

（1）常规股动脉穿刺置管，一般选择7～9F导管鞘及导引导管。

（2）血管造影确认病变及导引导导管头端的位置，导管末端位于颈总动脉，距离狭窄约3～5cm。

（3）放置保护装置及预扩张：将保护装置小心穿过并放置于狭窄段远端，对狭窄严重程度可选择合适的球囊行预扩张，以利于支架传输系统的通过及回撤。

(4)支架选择及释放:对于多数发生在颈总动脉末端或者颈内动脉起始部的狭窄宜选择自膨式支架,支架释放后血管造影了解支架位置、狭窄残留及狭窄远近端血流情况,一般适度的狭窄残余(30%～40%)是可以接受的。

(5)治疗结束后,收回保护装置,行血管造影,观察脑血流情况。

【并发症及防治】

(1)心动过缓和低血压:一般发生在球囊扩张时或支架置入后刺激颈动脉窦引起血管迷走反应或血管减压反应所致,可扩张前5分钟静脉给予阿托品0.5～1mg,血压下降明显者可给予补液及升压药物。

(2)血栓形成及脑栓塞:急性大血管血栓形成及血管闭塞时,可根据情况行溶栓治疗或机械取栓。

(3)过度灌注及脑出血:术前评估有过度灌注高风险的患者(如极度狭窄、假性闭塞、狭窄远段没有侧支循环者),主要的预防措施是术中及术后控制血压。

(二)颅内动脉狭窄支架植入术

【适应证】

(1)症状性颅内动脉狭窄程度>60%。

(2)局限性狭窄,前循环狭窄<15mm,后循环狭窄长度<20mm,狭窄远端血管正常。

【禁忌证】

(1)脑梗死急性期,或脑梗死后遗留严重神经功能障碍。

(2)无症状颅内动脉狭窄目前尚不推荐支架植入术(相对禁忌证)。

(3)血管慢性完全闭塞。

(4)动脉狭窄段成角明显,不适于支架植入。

(5)颅内动脉先天性生发育不良、烟雾病、动脉炎等不明原因的病变,以及颅内动脉弥漫性狭窄。

【治疗方法】

（1）常规股动脉穿刺置管,一般选择 6F 导管鞘及导引导管。

（2）一般先使用塑形微导丝(0.3556mm)在路途下小心穿越狭窄段到达远端分支,必要时可使用微导管技术,待超选择性血管造影证实微导管穿过狭窄段进入血管远端真腔内后,再用交换导丝进行引导。

（3）选择合适的支架跨越狭窄段并释放,支架释放后血管造影了解支架位置、狭窄残留及狭窄远近端血流情况,确认满意后再撤出微导丝。

【并发症及防治】

1.血管破裂和颅内出血　是颅内动脉狭窄介入治疗中最严重的并发症,术中一旦发现可先用球囊封闭破裂处止血,并立即中和肝素,再酌情考虑外科手术或血管内覆膜支架修补。

2.血栓形成及脑栓塞　过长,肿瘤血运可能得以重建,降低栓塞效果。

第三节　肿瘤性疾病的血管内介入治疗

一、概述

肿瘤性疾病的血管内介入治疗技术主要包括:肿瘤栓塞(血管闭塞)术和恶性肿瘤血管内化疗术。头颈部高血运肿瘤的血管内栓塞是外科手术治疗的重要辅助手段,主要目的阻塞肿瘤血供和减少术中出血,从而增加术野清晰度、缩短手术时间,有利于肿瘤切除。本节主要阐述临床常用的高血运肿瘤血管内栓塞术。

二、一般栓塞技术

（一）栓塞时机

血管造影和栓塞治疗一般安排于手术前 1～2 天,等待栓塞后肿瘤部分缺血及坏死,如等待时间过长,肿瘤血运可能得以重建,降低栓塞效果。

（二）血管造影

栓塞前完善的血管造影十分重要,需要详细了解肿瘤血供特点,包括供血动脉、血流速度及静脉引流方式等,还应评估是否具有潜在危险血管吻合,特别是颈外动脉与颈内动脉间的吻合。

（三）栓塞材料选择

肿瘤栓塞术常用的栓塞物包括颗粒(PVA 颗粒、吸收性明胶海绵颗粒等)、液性胶(NBCA 胶、Onyx 胶等)、弹簧圈及球囊等,应根据血管造影了解的肿瘤血供特征选择合适的栓塞材料。液性栓塞剂和小颗粒多用于闭塞肿瘤内血管床,$150～250\mu m$ 颗粒是标准的栓塞物,更小的颗粒则可能闭塞脑神经滋养血管造成神经功能障碍。较大的颗粒及弹簧圈则可用于肿瘤近端血管阻断,或用于高血流量肿瘤栓塞初期降低血流速度和堵塞动静脉分流。

（四）术中注意事项

应根据栓塞材料的特性选择相应的栓塞导管,如采用微粒栓塞时,微导管的内径需足以容纳微粒通过,以免颗粒在导管内聚集堵塞;术中应妥善处理栓塞材料,避免沾染器物,栓塞前后应注意更换或冲洗手套、导管等,防止误栓。

三、常见头颈部肿瘤术前栓塞

（一）脑膜瘤

脑膜瘤的典型血供方式为颈外动脉、颈内动脉双重供血,常可见较粗大的分支供应肿瘤硬膜附着部,并以比为中心呈放射状供血；常见硬膜供血动脉多为颈外动脉分支,包括脑膜中动脉、脑膜副动脉、咽升动脉神经脑膜支及茎乳动脉等,有时颈内动脉也通过筛板、海绵窦、斜坡及小脑幕等处的脑膜支参与供血。颈外动脉供血分支选择性插管后采用 PVA 颗粒栓塞肿瘤血管床是常用的栓塞方式。颈内动脉供血分支如下外侧干、脑膜垂体干的插管相对困难,有报道认为,如上述分支是主要的肿瘤供血动脉,且微导管能到位满意,激发试验阴性,亦可采用 PVA 颗粒进行栓塞,但应控制栓塞速度并动态造影观察,避免反流。

(二)血管网状细胞瘤

血管网状细胞瘤特别是颅后窝大型实质性血管网状细胞瘤血供十分丰富,且供血动脉常位于肿瘤腹侧,术中处置不当可能导致难以控制的灾难性出血。术中大出血不仅因失血导致循环障碍,且降低术野清晰度,容易导致周围重要结构如脑干等误伤,是致死致残的重要原因,故合理的术前栓塞往往对手术切除和改善预后有帮助。颅后窝血管网状细胞瘤的供血动脉一般主要来源于小脑后下动脉、小脑前下动脉和(或)小脑上动脉。由于肿瘤血供与脑干正常血供关系密切,因此术前栓塞有一定风险。通过超选择性插管技术将微导管越过正常血管并送至肿瘤供血动脉是避免误栓的关键步骤。既往研究中常用的栓塞材料包括液性胶(NBCA 胶、Onyx 胶)和 PVA 颗粒,但有作者报道部分小脑血管网状细胞瘤采用颗粒栓塞后继发肿瘤出血,其原因可能为肿瘤静脉回流受阻所致,故近年来我们在血管网状细胞瘤栓塞中仅使用NBCA 胶和 Onyx 胶。

(三)副神经节瘤

头颈部副神经节瘤大多位于颈动脉分叉部(颈动脉体瘤)、颈静脉窝(颈静脉球瘤)及迷走神经(迷走神经),血供极其丰富,通常应行术前栓塞。栓塞前脑血管造影不仅应了解肿瘤血管特点,还应根据栓塞和后期手术需要评估颈内静脉或颈动脉闭塞的脑循环代偿能力。该类肿瘤最常见的血供来源是咽升动脉,此外颈内动脉及颈外动脉的其他分支也可能参与供血。超选择性插管和造影对明确肿瘤血运和危险吻合存在十分重要,既往报道常用栓塞材料为液性胶和 PVA 颗粒,栓塞满意者手术时间和术中出血均明显减少。

【并发症及防治】

1.局部疼痛多为颈外动脉分支栓塞后头皮及颜面部疼痛,可给予止痛等对症处理。

2.脑神经麻痹因脑神经滋养血管受累所致,栓塞前应评估相关风险,必要时可行激发实验(利多卡因),或采用直径 $250\mu m$ 以上的颗粒进行栓塞。

3.误栓栓塞物反流、经危险吻合可能导致误栓,因此术前血管造影评估和术中动态观察十分重要。

4.栓塞后肿瘤肿胀及出血肿瘤体积较大、占位效应明显时栓塞后应该警惕颅内压进一步增高致脑疝形成,可在栓塞前后给予激素及脱水等处理,必要时可能需急诊手术。

参考文献

1. 刘玉光.简明神经外科学.山东:山东科学技术出版社,2010
2. 薛胜祥.现代神经外科疾病诊疗对策.吉林:吉林科学技术出版社,2010
3. 赵世光.神经外科危重症诊断与治疗精要.北京:人民卫生出版社,2011
4. 傅先明,牛朝诗.立体定向和功能性神经外科学.安徽:安徽科学技术出版社,2004
5. 何永生,黄光富,章翔.新编神经外科学.北京:人民卫生出版社,2014
6. 傅震.神经外科疾病诊断流程与治疗策略.北京:科学出版社,2008
7. 赵宗茂.神经外科急症与重症诊疗学.北京:科学技术文献出版社,2013
8. 王立波,郝鸿泽.实用外科诊疗新进展.北京:金盾出版社,2013
9. 冯华,朱刚,林江凯.颅脑创伤基础与临床.北京:人民军医出版社,2011
10. 姚志刚.神经外科急危重症诊疗指南.北京:科学技术文献出版社,2013
11. 郭克建.外科常见病诊断与治疗.北京:人民军医出版社,2007
12. 郭剑峰,罗仁国,魏国明,曹杰.临床神经外科诊断治疗学.北京:科学技术文献出版社,2014
13. 刘仞利.现代临床神经外科学.北京:科学技术文献出版社,2011
14. 陈信康.功能性神经外科学.北京:北京科学技术出版社,2005